# 医道传承

## 广西中医药大学第一附属医院
## 名医传承工作室集录

广西中医药大学第一附属医院　编

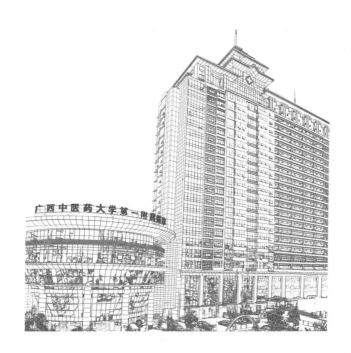

广西科学技术出版社

·南宁·

图书在版编目（CIP）数据

医道传承：广西中医药大学第一附属医院名医传承
工作室集录 / 广西中医药大学第一附属医院编. —南宁：
广西科学技术出版社，2023.12
　　ISBN 978-7-5551-2051-3

　　Ⅰ. ①医… Ⅱ. ①广… Ⅲ. ①中医临床—医案—汇编
—中国 Ⅳ. ① R249.1

中国国家版本馆 CIP 数据核字（2023）第 251428 号

YIDAO CHUANCHENG

# 医 道 传 承

GUANGXI ZHONGYIYAO DAXUE DI-YI FUSHU YIYUAN MINGYI CHUANCHENG GONGZUOSHI JILU

## 广西中医药大学第一附属医院名医传承工作室集录

广西中医药大学第一附属医院　编

责任编辑：罗绍松　　　　　　　装帧设计：梁　良
责任校对：冯　靖　　　　　　　责任印制：韦文印
设计制作：吴　康

出 版 人：梁　志
出　　　版：广西科学技术出版社
社　　　址：广西南宁市东葛路66号
邮政编码：530023
网　　　址：http：//www.gxkjs.com

印　　　制：广西民族印刷包装集团有限公司

开　　　本：787mm×1092mm　1/16
印　　　张：17
字　　　数：250千字
版　　　次：2023年12月第1版
印　　　次：2023年12月第1次印刷
书　　　号：ISBN 978-7-5551-2051-3
定　　　价：68.00元

# 编纂委员会

顾　　问：卢健棋

主　　编：罗继红　韦璐莹

副 主 编：陆彬彬　黄梦瑶

编　　委：陈凯韵　甘可平　陈宇韵　覃倩倩

参编人员：（按姓氏笔画排序）

|  |  |  |  |
|---|---|---|---|
| 王广青 | 石清兰 | 刘　倩 | 刘永辉 |
| 刘燕平 | 安晓霞 | 杨　宇 | 李振兴 |
| 何新兵 | 邹卓成 | 张　衍 | 张文富 |
| 陆　延 | 林柳燕 | 林思伟 | 郑超伟 |
| 胡　勇 | 贺煜竣 | 秦琴琴 | 班　胜 |
| 耿曙光 | 徐志为 | 郭　华 | 唐　宇 |
| 唐梅玲 | 黄　琛 | 蒋云霞 | 韩海涛 |
| 程纬民 | 谢丽萍 | 雍亚云 |  |

# 前　言

　　"师承岐黄，薪火相传。"名中医是中医药传承创新发展的宝贵优质资源和知识财富，从古至今，师承教育都是中医传承及人才培养的传统教育方式。随着社会的高速发展，培养更多高素质中医人才、推动中医药传承创新发展并走向世界的需要，对师承教育模式创新、加快中医药人才培养提出更高要求。

　　为深入贯彻落实《医药卫生中长期人才发展规划（2011—2020 年）》，进一步做好名中医学术思想传承工作，培养高层次中医临床和科研人才，加快培育一批名院、名科、名医，加强中医药传承、创新及推广应用，为中医药事业发展提供人才支撑，自 2010 年起，国家中医药管理局及广西壮族自治区中医药管理局相继启动了传承工作室建设项目，为广西地区的全国名老中医药专家及广西名老中医、广西名中医设立传承工作室。

　　广西中医药大学第一附属医院作为广西龙头中医医院，历来名医辈出，流派纷呈，学术繁荣，拥有国医大师 3 人、全国名中医 3 人、全国老中医药专家学术经验继承工作指导老师 28 人，桂派中医大师 20 人、广西名老中医 21 人、广西名中医 67 人。在上级主管部门的大力支持下，广西中医药大学第一附属医院先后建立国家级及省级名中医传承工作室 42 个，集地域性、民族性与传统性于一体，具有鲜明的特色和优势，形成了广西最强盛的桂派名中医方阵。

　　传承工作室项目推动师承教育从传统"一对一、一对几"的单一教学形式，转为"一对多、多对多"的团队建设模式，为总结、传承、研究与推广名中医学术经验提供了平台。传承工作室配备相对稳定的传承团队，整理、应用、推广名中医学术思想与临床经验，探索名中医学术思想和诊疗经验的有效方法和创新模式，建立名中医典型医案共享平台，在广度、深度上多渠道并进，让岐黄之术根深叶茂、生生不息地成长为参天大树。

以院内为根基，根根分明扎深扎根稳。广西中医药大学第一附属医院向名医名家团队优势资源借智借力、引才聚才，名中医不遗余力地传授中医知识和经验，医院各专科年轻一代中医茁壮成长，逐步成为独当一面的科室业务骨干，为来院就诊的群众提供优质医疗服务，形成"后浪推前浪"的良好势头。

向基层衍枝叶，漫漫延伸润物细无声。传承工作室团队下沉基层，到县级医疗机构设立名医工作站，开展点对点帮扶活动，推广名中医学术思想及临床经验，提升基层中医诊疗技术服务水平，培养更多基层中医药人才，让基层群众在家门口就能享受到优质的中医药服务。

行海外播新种，芽芽破土花圃展新颜。以班秀文、韦贵康、黄瑾明、黄鼎坚等为首的国家级名老中医，博极医源，走向世界医学舞台，在让海外人士领略古老岐黄之术的神奇之余，还有效推动中华国粹与国家"一带一路"倡议紧密对接，深度融合，促进中医药振兴发展。

"十年树木，百年树人。中医之道，传承相传。"《医道传承：广西中医药大学第一附属医院名医传承工作室集录》一书以医院33个传承工作室为引，记录了名中医少年立志行医的坚韧、行医途中的所见所闻所感、中医学术思想的起源与沉淀、为患者治疗的暖心回忆，以及传承工作室立项的准备与发展、学术思想与经验技术的推广应用等。在娓娓道来的故事中，点滴文字与瞬间摄影记录珍贵时光，诠释了名中医笃学不倦、生命至上的中医情怀，演绎了中医药血脉生生不息、传承立命的使命追求。

望全体广中医人乃至八桂中医学者，能从名中医的经历中汲取向上力量，从工作室的传承发展中思索创新路径，"博学之，审问之，慎思之，明辨之，笃行之"，开辟八桂中医药人才培养新领域，让名中医的品牌效应在中医服务能力提升中得到高效发挥，进一步聚合起推动中医药事业高质量发展的磅礴伟力，促进中医药事业可持续发展。

# 目  录

## 国医大师传承工作室

## 全国名中医传承工作室

## 全国名老中医药专家传承工作室

## 广西名老中医、名中医传承工作室

# 医道传承

# 国医大师传承工作室

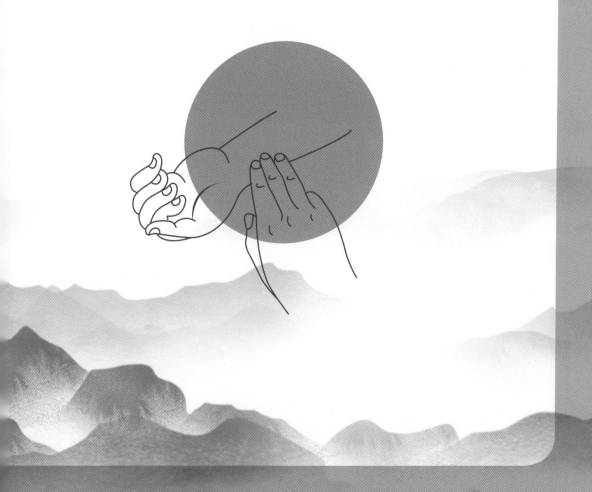

## 探岐黄之精华
## 祛百姓之沉疴

班秀文（1920—2014），男，壮族，广西隆安人。教授，广西首批硕士研究生导师，首届国医大师，首批全国老中医药专家学术经验继承工作指导老师。1940年9月起从事中医临床工作，2009年被评为首届国医大师。妇科专家，擅长治疗内科、妇科、儿科疑难杂症，对中医经典著作和历代名家学术思想颇有研究。提倡以五脏并重、肝脾肾为宗，主张辨证审慎，用药精专。

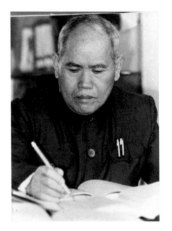

领衔专家：班秀文

医以解除患者疾苦为事，这是班秀文行医60余年一直秉承的初心。早年在桂西行医，因有感于当地壮族妇女操持辛苦，负载艰重，每多经带胎产之疾，遂毅然以解除女性疾苦为己任，潜心于妇科病的研究。

经过长达数十年临床实践的寸积铢累，班秀文在继承和学习前贤的基础上，逐步形成了极具个人风格的学术思想，在内科、妇科、儿科、针灸方面均有独到经验，妇科造诣尤深。其学术地位和社会影响受到医界同仁的一致认可和广泛好评，被誉为"中医妇科一代宗师"。

1920 年，班秀文出生于广西隆安县的一个壮医之家。祖父是当地有名的骨伤科医生。因家庭环境的熏陶，班秀文小时候常跟祖父上山认药、采药，幼年便对医学产生了浓厚的兴趣。7 岁那年，祖父和父亲患急性热病，在 1 个月里不幸相继离世，从此家境贫寒，生活维艰，班秀文也沦为放牛娃。

苦难的童年铸就了他坚强的个性和坚韧不拔的性格，他铭记祖父在世时"勤学刻苦、学医济世"的遗训，一边放牛，一边自学。后来在亲朋的接济下，11 岁才得以进校学习，结束了牧童生涯。在学校里，他刻苦攻读，学习成绩优秀，连年跳级，最终以全县第一名的优秀成绩考上广西省立南宁区医药研究所。

1940 年，班秀文在广西省立南宁区医药研究所本科毕业。同年秋，他被分配到凌云县平私医务所当所长兼医师，从此开始了杏林生涯。

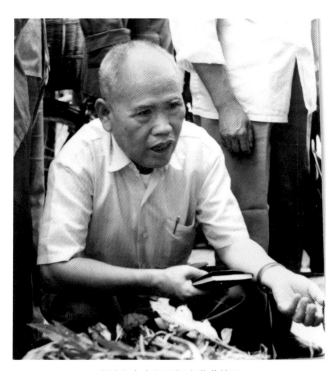

班秀文在市场了解中草药情况

当时边远山区缺医少药，很多疾病无法得到有效治疗。他经常四处奔走给群众看病。患者付不起钱，他就少收或免收药费。为减轻患者负担，他坚持采用针灸和草药给群众防病治病，内服外用兼施，收到较好的疗效。如治乳腺炎常用芭蕉根捣烂外敷，1 ～ 2 小时即可见效；治食滞泄泻，用番石榴叶嫩叶，其效神速。

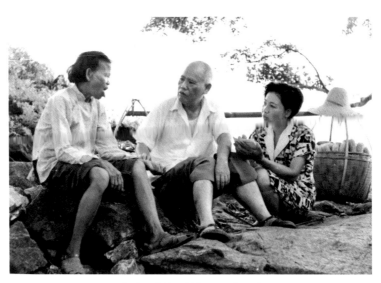

班秀文为山区的妇女把脉问诊

班秀文有感于当地妇女劳作辛苦、饱受妇科疾病的折磨，遂开始注重妇科疾病的研究和诊治，历尽时日、救人无数。由于当局不重视中医和山区的医疗卫生工作，他的医术和抱负无法施展，于是愤然辞职返乡。其后，他在平果县中学医务室、县卫生院供职，1946年辞去公职在县城悬壶开业。因医术精湛，他很快成为当地有名望的医生，25岁时被选为县中医师公会理事长。

1955年，他调到百色地区人民医院当医师，负责筹办中医科工作，为创建中医科付出了辛勤的劳动和汗水。

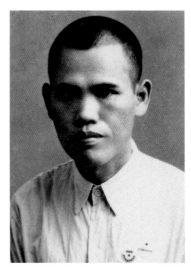

班秀文在南宁学习结束时拍照纪念

因工作出色，1957年他奉命调到广西省立南宁区医药研究所（2012年更名为广西中医药大学）工作，之后一直从事中医教学、临床和科研工作。他潜心于妇科病的研究，发展创新了中医妇科学，形成了自己独特的学术观点；在壮医理论研究、诊疗方法、壮药开发以及应用推广影响等方面作出了卓越贡献，是现代壮医药理论的奠基者。

1990年，他被人事部、卫生部、国家中医药管理局确认为首批全国老中医药专家学术经验继承工作指导老师。

1992年，他享受国务院政府特殊津贴，并被中外名人研究中心编入《中国当代名人录》。

2009年，他迎来人生中的一个重要时刻，被评为"国医大师"，这是新中国成立以来中国政府第一次在全国范围内评选国家级中医大师。

就如同班秀文常说的，医为仁术，是救人济世之举，为医者要有割股之心，体察民疾，博极医源，精勤不倦，精益求精，才能不负众望，有所成就。

他从少年时代就开始立志苦学，勤勉学医，直至白发苍苍仍手不释卷，60多年来，班秀文始终在教学和医疗一线辛勤耕耘。

## 熟记经典择善而从，临证致用仁心仁术

班秀文在长期的医药实践中深深体会到，要在医学领域有所作为，必须在中医经典原著上狠下功夫，根基牢固，日后才能根深叶茂。

他认为中医之源，在于《内经》《难经》《伤寒论》《金匮要略》，这几部经典著作一定要学好。在此基础上再阅读历代诸家名著，从源到流，博采众家之长，知识才能全面。

在学术上，既要尊重前贤理论，又要做到不盲目崇拜，要结合临床实践，勇于探索，敢于创新和发挥。如《伤寒论》是一部以六经辨证为核心的著作，但它的思路、辨证、立法、遣方不仅适用于外感伤寒，也适用于各科杂病。如桂枝汤本为太阳表虚而设，有解肌发汗、调和营卫的作用；附子汤是少阴病寒化证治主方，有温经逐水、散寒镇痛之功。他取前者燮理阴阳之功治疗恶阻，取后者温化之力治疗寒凝经痛，都取得了显著的疗效。

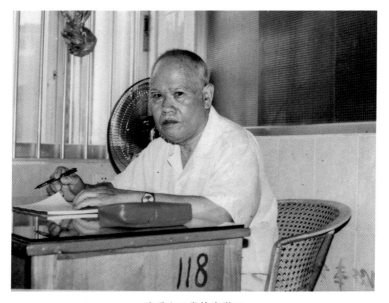

班秀文日常伏案学习

除熟读经典外，他还躬身实践，在实践中验证理论，深刻领会经典原著中的精神实质，以精湛的医术济人。班秀文曾治疗 1 位与苯长期接触的女性患者，患者诉全身困倦，四肢乏力，下肢散在大小不一的紫癜，月经先期，量多，色淡质稀，舌质淡嫩，苔薄白，脉虚弱。西医血液常规检查显示白细胞偏低。据其脉证，初按脾不统血论治，先后用归脾汤、人参养荣汤等加减，治疗 2 个多月，效果不彰。后在《内经》"肝主升发""肝生血气"的启示下，以调肝汤和五子衍宗丸加减，治疗 1 个多月而收功。

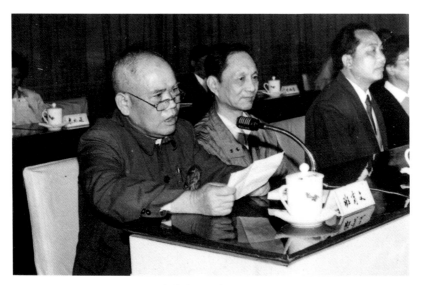

班秀文在学术交流会议上分享经验

此外，在临床实践中他还把经典著作的精髓与各科临床实践紧密结合，灵活运用，在继承的基础上有所发展，有所创新。1982 年，他的《六经辨证在妇科的应用》学术论文首次在全国妇科学术大会上宣读，被日本东洋学术出版社摘要发表。他创造性地把六经辨证应用于妇科领域，引起了国内外学者的关注，也把《伤寒论》在妇科领域的应用向前推进了一步。

他还著有《班秀文妇科医论医案选》《妇科奇难病论治》《班秀文临床经验辑要》等学术专著，主编《中医药基础理论》《妇科讲义》《中医妇科发展史》等教材，在国内外发表有影响的学术论文 70 多篇。这些论著内容广泛，博中有专，集中反映了班氏妇科学术理论和经验，得到国内行家的赞誉。

班秀文不仅医学精深、医技神奇，而且医德高尚、体察民疾。

他认为病者，婴难也；医者，疗疾也。强调医者，病家性命所系。为医者既要有割股之心，又须医道精良，方能拯难救厄。他常常自问："假如我是患者怎么办？"他一切从患者的需求出发，处处为患者着想，待患者和蔼亲切，热情周到，悉心治

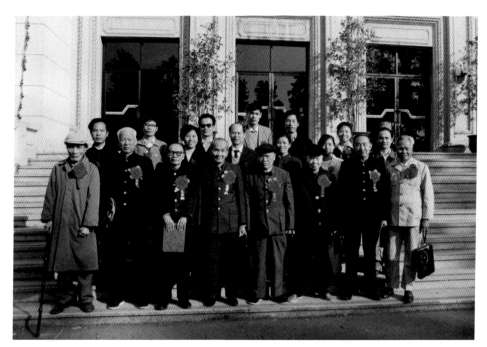

班秀文与中医同道合影

疗。遇情绪忧郁者，既疏之予方，又开导其人，多方疏导，使其破涕为笑，由忧转喜。

他在繁重的教学任务下，利用晚上为慕名前来求诊的患者义务看病。他的斗室即是卧室、书房兼诊室，先来的患者坐在小板凳上，后来的患者则坐在他的床铺上，有时屋里屋外都是候诊的人群。对来诊的患者，不论地位高低，贫贱富贵，他都一视同仁。他热情随和，宽厚善良，经他治愈的患者难以计数。

他急人所急，忧人所忧。常在百忙之中抽出时间阅读全国各地求医问疾的来信，并对证处方，迅即回信。就是出差到外地，许多患者亦慕名而至。每到一处，他从不摆名医架子，常不顾旅途劳累，抽空为患者治病。

## 言传身教学而不怠，薪火相传桃李遍布

从医几十年来，班秀文对自己要求严格而刻苦，对学生诲而不倦。昼则应诊、授课，夜则读书、撰文，嗜书成癖，别无所好，白发之年，未尝释卷。

除了在妇科方面颇有研究，班秀文还积极投入壮医药的发掘整理工作。他在壮族地区行医期间，就对民间壮医药经验进行了广泛的收集和整理，并应用到临床实践中，取得了良好的疗效。1984 年 6 月，他兼任广西中医学院（2012 年更名为"广

西中医药大学"，下同）壮医研究室主任，直接指导壮医门诊部的筹建和诊疗工作。1985 年 9 月，壮医门诊部招收了第一批攻读壮族医药史的硕士研究生，为创新壮医药研究成果和引入本科生、研究生教育奠定了基础。经过一代又一代壮医药工作者长期不懈的努力，目前壮医药在理论研究、诊疗方法、壮药开发以及应用推广方面都取得了丰硕的成果。

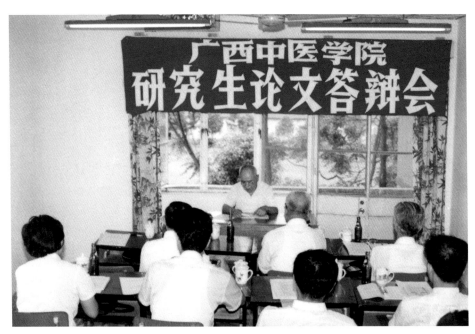

班秀文在研究生论文答辩现场

据著名壮医专家黄瑾明、黄汉儒回忆，班秀文当年常说，"这是一种民族宝藏，我不想在当地老医师过世后，后人就不知道壮族的这些辉煌医学史了"。班秀文在百色地区工作期间，几乎走遍了壮乡村寨，收集整理到 1000 多条民间验方。经过 20 多年的艰苦奋斗，《广西壮族自治区发展中医药壮医药条例》《广西壮族自治区壮药质量标准》颁布实施，壮医药迎来了历史发展机遇，并取得了又好又快的发展。如今，壮医目诊、甲诊、腹诊、指诊、经筋疗法、药线点灸、角吸、火攻等独特神奇的疗法，已被列为中医药适宜技术，在国内数百家医疗机构推广应用，并传播到东南亚、欧美国家和中国香港、澳门、台湾地区。

祖国传统医学的整体观念和辨证施治理论代代相传，班秀文爱才、惜才、育才的宽阔胸怀，更是催化出桃李芬芳、硕果累累，为后人做出了榜样。

他热心于中医教学，现如今成为第四届国医大师的黄瑾明就是他最早的弟子，培养的陈慧侬、陈慧珍等一批学生也已成为全国名老中医专家、广西名老中医，18名中医硕士研究生和 3 名高级职称的学术继承人均已成为中医学术界的骨干力量，

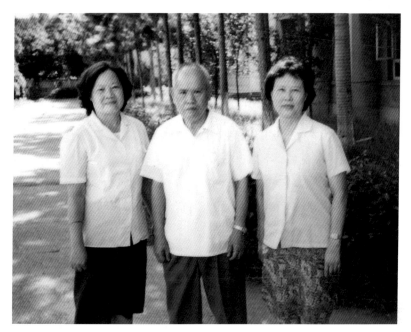

班秀文与学生合影，左为陈慧侬，右为陈慧珍

传承的学术思想和经验技术用于临床实践，也取得了良好的疗效。而班秀文的儿孙们也不甘示弱，加入了传承班秀文学术思想研究工作的行列。

为加强全区中医药民族医药名科平台建设，在广西壮族自治区卫生厅及医院领导的重视下，2010年4月，"国医大师班秀文妇科疑难杂症临床研究基地"于广西中医学院第一附属医院挂牌成立，进一步整理国医大师班秀文的中医妇科临床经验，使其诊疗技术得到发扬光大，惠及更多的患者。

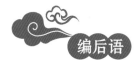

编后语

　　班秀文亲历两个不同时代的中医医疗发展历程，他深刻地感受到在中国共产党的领导下，传统中医不再是过去的单打独斗，而是逐步迈向体系化、规范化的协调发展道路，传统中医的现代化、国际化之路愈加稳健，必将服务全世界的人民。作为广西第一位国医大师，班秀文深刻地认识到国家赋予他的这份荣耀，不仅仅是对他过去几十年中医工作的高度肯定，更是蕴含着国家希望他做好广西中医药事业发展的"领头雁"，培养更多的后备民族中医药人才，建好民族中医药发展人才矩阵。

# 高山仰止写正骨风流
# 大医精诚展杏林风采

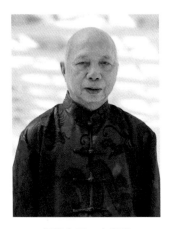

韦贵康（1938—　），男，汉族，广西宾阳人。广西中医药大学终身教授，博士后合作导师，第三届国医大师，第四批、第六批、第七批全国老中医药专家学术经验继承工作指导老师，全国中医骨伤名师，中国中医科学院首批学部委员。1964年毕业于河南平乐正骨学院，历任广西中医学院第二附属医院院长、广西中医学院院长、骨伤科研究所所长。广西政协常委、广西医药卫生委员会主任、全国高等中医院校骨伤研究会资深会长、广西国际手法医学协会名誉理事

领衔专家：韦贵康

长、世界中医骨伤科联合会资深主席、世界手法医学联盟（联合会）创会主席。擅长治疗脊柱与四肢外伤性及退行性疾病，脊柱相关疾病，骨伤科疑难杂症。

他热爱中医，虽年过八旬，仍精神矍铄，常年坚守在医疗工作第一线。

他学贯古今，锐意进取，潜心钻研脊柱相关疾病，所获成绩在中医骨伤领域独树一帜。

他久负盛名，却平易近人，如和煦春风，用仁心仁术播撒无疆大爱。

他挚爱乡土，坚守壮乡近六十载，桃李芬芳，让中医手法医学漂洋过海，走进异国他乡……

他就是第三届国医大师韦贵康。

## 少年立志，躬耕不辍付春华

1938年10月，韦贵康出生于广西宾阳县一个边远贫穷的小山村——陈平镇新阳村。父亲韦富田给儿子取名"贵康"，寓意身体健康便为贵。在战火纷飞的岁月里，人们的衣食住行都成问题，更不要说健康能得到有效保障了。父亲31岁时就因患"肺痨"医治无效去世，那年韦贵康4岁，妹妹不到1岁，母亲29岁便独自撑起了三口之家的重担。家庭的几番变故，让韦贵康自幼决然立志要学医。

1959年，通过高考，他如愿以偿进入广西中医专科学校的中医专业学习。由于成绩优异，韦贵康在校学习1年后，学校老师联名推荐，将他保送到洛阳市的河南平乐正骨学院学习，攻读中医骨伤专业。

在河南平乐正骨学院4年学习期间，韦贵康在校长、平乐郭氏正骨传人高云峰的言传身教，以及各位老师的精心指导下，系统、全面地学习了中医骨伤学，并在第一学期加入了中国共产党。

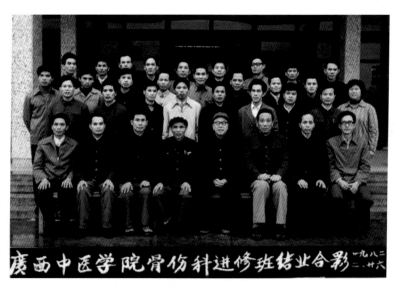

骨伤科进修班结业合影

1964年，本科毕业后，学有所成的韦贵康怀抱着回馈乡土的深厚情感，谢绝当地很多知名医院的盛情挽留，毅然选择回到广西，进入广西中医学院工作。他实现了执医从教，治病救人，在母亲膝下尽孝的愿景。

1965年，广西中医学院推荐韦贵康到天津市人民医院进修学习，师从骨科专家尚天裕教授，在半年的进修期中，韦贵康熟练地掌握了"中西医结合小夹板治疗骨折新疗法"这一新技术，并将这一技术带回广西，主持开办培训班传授、推广。

耕耘不辍，行路不止。韦贵康常常不满足于在书本汲取的医学知识，而是争取外出进修的机会，向中医骨伤名医大家学习经验。在治疗疑难顽症方面积累颇丰，进一步创新并完善脊柱相关疾病理论。

1978年，韦贵康在《广西中医药》杂志发表了《中西医结合治疗四肢常见骨折273例疗效分析》《旋转手法治疗颈椎性血压异常37例》两篇论文。前者综合材料参加全国中西医结合工作会议展览，后者提出了"颈椎性血压异常"病名及旋转复位手法治疗方法，突破了当时的治疗禁忌。经教育部科技查新，该文章为最早报道该病名与旋转手法治疗的文献。

数十年间，韦贵康先后在广西中医学院第一附属医院、瑞康医院等医疗机构挂牌执业，先后主持创办多家区内一流中医正骨专科。虽然身兼大学校长、政协常委等多个社会职位，但是韦贵康不忘自己的医生本色，始终坚守在正骨诊疗的最前线。

1991年，他荣获全国"五一劳动奖章"，被评为全国优秀教师、全国优秀教育工作者。

1992年，他牵头创立广西中医学院骨伤科研究所，获国家专利3项，省部级科研成果5项；享受国务院政府特殊津贴。

1993年，由广西科学技术出版社出版的《软组织损伤与脊柱相关疾病》一书，是他技术创新项目推广的首部专著。

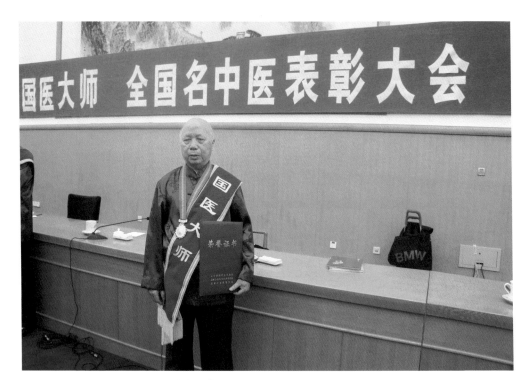

韦贵康获"国医大师"荣誉称号并留影

2017 年 6 月 29 日，人力资源和社会保障部、国家卫生健康委员会和国家中医药管理局授予韦贵康"国医大师"荣誉称号，享受省部级劳动模范和先进工作者待遇。

2018 年 3 月，韦贵康被评为"中国好医生"。

2019 年 9 月 29 日，韦贵康被授予"全国中医药杰出贡献奖"。

韦贵康不仅是骨伤大家，也是教育名家。在校从事教学、医疗、科研工作至今，近 60 年的辛勤耕耘，他先后培养了 100 多名硕士研究生、博士研究生以及博士后，为中医骨伤事业人才培养作出了重要贡献。他拥有众多外国学生，新加坡的最多，其次是马来西亚、越南、泰国、印度尼西亚、菲律宾、德国、澳大利亚、美国、瑞典等国，还和其他老师共同指导国外进修生 1000 多人次。

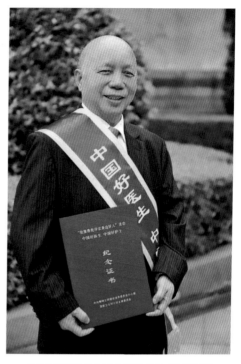

韦贵康荣获"中国好医生"称号并留影

## 妙手丹青，创新手法医学

从医数十载，韦贵康正骨无数，他始终坚持：为患者治病，能一次治好的，就不让患者跑第二趟；乡下来的患者，生活条件差，就想方设法减轻患者经济负担。

谈起自己在医术方面最大的特点，韦贵康认为是"用旋转复位手法治疗颈椎性血压异常"。

"颈椎是很特殊的部位，里面有神经、血管、脊髓通过。颈椎的结构比腰椎和胸椎等部位脆弱，曾出现过医生因推拿患者颈椎而导致患者瘫痪、死亡的例子。"韦贵康说。1975 年，在北京参加学习班实习期间，韦贵康接诊了一名颈椎痛并伴有高血压的顾姓患者。颈椎痛并有高血压，这属于旋转复位手法的禁忌证。韦贵康只好婉言拒绝了对方。

"由于颈椎痛加重，顾师傅第二天又来了，请我们帮他治疗颈椎病。看到患者备受痛苦煎熬，我心里也不好受，决定谨慎地用旋转复位手法试一试。前屈三十五度，侧屈三十五度，旋转四十五度，哎，扳响了！""扳响了"是指正骨医师运用手法将关

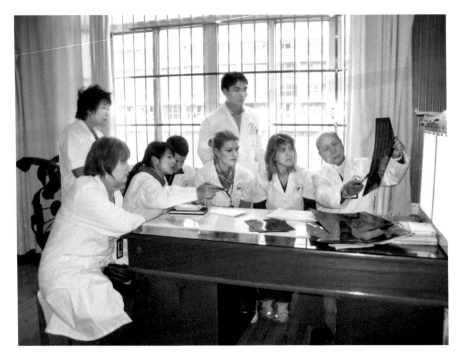

韦贵康给学生们分析临床病例

节成功复位，回想当时的情景，韦贵康仍然有些激动，"几天后，顾师傅来到医院，给我送来感谢信，说'不仅治好了颈椎病，连高血压也好了'。"

在这次治疗的基础上，韦贵康针对这一疑难顽症，从医理和临床两方面进行研究，突破了合并高血压的颈椎病手法治疗禁区，创新了脊柱相关疾病理论。在临床实践中，他陆续治愈了许多血压异常的颈椎病患者。

韦贵康还坚守着一个重要的行医信条，那就是不到万不得已，不能让患者多花钱还挨一刀。因为动手术费用高，对于很多普通家庭来说是沉重的负担。

曾经有一位50多岁的患者，腰椎间盘突出比较严重，去了多家医院看病，都说要动手术才能治疗。患者不想动手术，坐着轮椅找到韦贵康。韦贵康诊断后说，不用动手术，用手法就可以治疗。治疗两周后，该患者不用轮椅了；1个月后，完全康复了。患者来感谢韦贵康时，把轮椅送给了他，有的徒弟觉得疑惑，说这是当面砸招牌。他却说不要紧，要理解患者的心情，患者这是真心高兴，因为他再也不用轮椅了。韦贵康最后把轮椅捐给了医院。

韦贵康追求风趣、亲和的就诊环境，让患者轻松完成治疗。因为治疗骨伤，就怕患者紧张。有些患者常年忍受病痛折磨，容易心情烦躁，在治疗中不配合。患者生气，他则是在一旁耐心劝导、讲解。有一次，一位患者因为排队不耐烦，把病历撕烂了，吵着要走。韦贵康便走过去，把碎纸一片片捡起来，耐心地安慰他，让他按规矩排队，后来还治好了他的病。

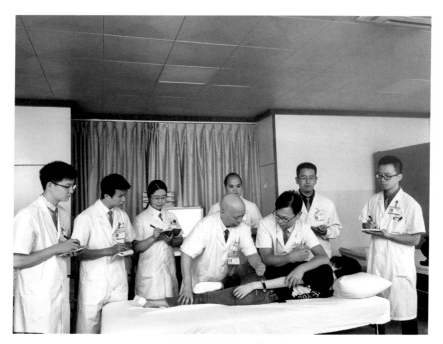

韦贵康传授弟子们正骨手法

　　常年跟在韦贵康身边学习的弟子表示，韦老师出门诊的日子，找他看病的人很多，他经常不顾自己身体的劳累，坚持为所有等候他看病的患者治疗。因此经常错过吃饭时间。

　　时至今日，韦氏手法已在全国骨科赫赫有名。治疗患者时，在患者身上一点一按，病根在哪、椎节往哪个方向错位，都能摸个八九不离十。"稳、准、轻、巧、透"，是业内人士对韦氏手法的评价。"韦氏整脊疗法"治疗脊柱相关疾病，如今已名扬四海，还在东南亚国家形成了"韦氏手法流派"。

　　年过八旬的韦贵康，如今依然坚持每周出诊。每次出诊，候诊的队伍都很长，队伍里有老人、有家长带着小孩，最小的仅几个月大，最年长的颈椎错位患者则有100岁，患者家属都放心地让他采用旋转复位法治疗。据了解，韦贵康共诊治国内外患者达30多万人次，显效与治愈率达85%以上；运用独特的手法治疗脊柱损伤性疾病1000多例，治愈率达70%以上。

弦歌不辍，育桃李芬芳

　　几十年如一日，韦贵康始终以发展中医为己任，为中医的传承和发展倾注了大量的心血。

在教学方面，他是严师。他严于律己，优化教学，备课时"有纲有目，层次分明"；授课时风趣幽默，气氛活跃，理论结合实际病例充实讲课内容，将学术内容生动化、形象化，善于引导学生主动思考，融洽的课堂氛围深受学生好评。同时，他也严格要求学生上课、上班不能迟到，迟到要写检讨。他还要求学生，要治好病，让患者满意；没完全治好，要说明情况，让患者理解。

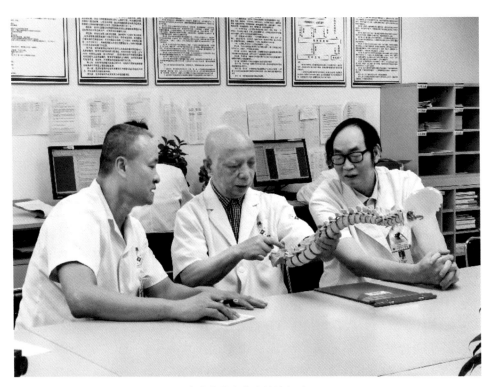

韦贵康分享临床诊治经验

在生活方面，他更像慈父，把对学生和患者的关爱融入生活中的点点滴滴。身为院长的韦贵康从来不摆架子，甚至放低自己的姿态，尤其对待学生与患者时更是平易近人、无微不至。他经常对学生嘘寒问暖："有什么困难吗？住的条件如何？吃得习惯吗？上课听得懂吗？"将患者视如亲人，记忆力强，几乎对不同时期的每一位患者的病情都了如指掌，并时常教导学生"细节决定成败"。

在医疗科研方面，他坚持弘扬传统而又不拘泥于传统，创新有为而又有所不为，系统总结提炼出多项开创性、原创性科研成果，填补了中医正骨科学的学术空白，彰显了中医药一代宗师的过人风采。

1991年，韦贵康团队申报的"旋转复位手法与治疗颈椎性高血压异常疗效研究"荣获国家中医药管理局颁发的中医药科学进步奖三等奖。韦贵康总结道，心脑血管疾病、肺病、胃病、糖尿病、抑郁症、头痛、失眠、记忆力减退、耳鸣、慢性疲劳

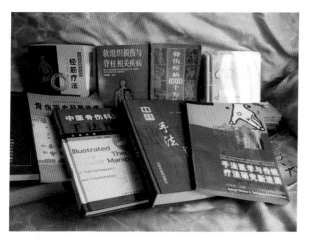

韦贵康编写出版的部分图书

综合征、男性阳痿、女性月经紊乱等都与脊柱问题相关。

在研究脊柱相关疾病的过程中，韦贵康提出了"脊督一体论""脊柱六不通病机"和"六通治则"，发明了"移动式脊柱均衡牵引架"以及研制出了中药"脊髓康"和"痛安汤"。他在临床中大胆创新，形成独具特色的韦氏手法。韦氏手法应用脊柱力学平衡原理，定位、定向、定量操作，具有"稳、准、轻、巧、透"的特点。2012年，韦贵康在"脊柱损伤整治18法"（母法）基础上又增加16法（子法），成为在骨伤科领域有一定影响力的诊治流派。

此外，韦贵康脊柱相关疾病的研究在国内领先，科研成果丰硕，形成了"脊柱相关疾病中医治疗体系"。韦贵康在该体系中以第一作者发表论文59篇，其中与手法相关的论文40多篇；获国家实用新型专利3项；通过鉴定成果10项；获省部级成果6项，其"脊柱损伤性疾病与骨伤手法治疗研究""脊柱相关疾病诊疗技术的创新与推广应用"均获广西医药卫生适宜技术推广奖一等奖和广西科学技术进步奖二等奖，"脊柱生理曲度内在联系及其变化与颈肩腰背痛关系的临床研究"获广西科学技术进步奖三等奖，"脊柱损伤性疾病整治手法研究及实践"获自治区级教学成果奖二等奖；主编高校规划教材《中医筋伤学》；主编与副主编著作26部，重要代表著作有《脊柱相关疾病学》等。研究成果已推广到国内外100多家单位，取得了显著的社会效益。

## 肩负使命，弘扬中华国粹

为进一步传播中医药，推广中医手法，1991年10月，韦贵康正式创建"广西国际手法医学协会"，推动了中医骨伤、按摩推拿、正骨整脊以及指压疗法等多种涵盖手法操作治疗的交流与合作。

2005年，韦贵康和门下弟子周红海商议，与美国的王守东教授、新加坡籍弟子林春发联合牵头成立世界手法医学联合会。

2012年11月，韦贵康以世界手法医学联合会主席、广西中医药大学终身教授的身份出席在斯里兰卡举办的第50届世界传统医学大会。

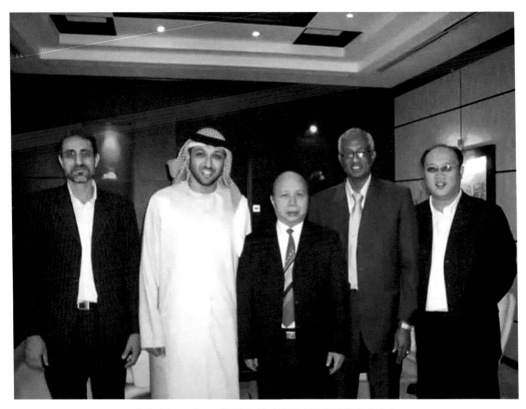

韦贵康与阿联酋阿基曼大学副校长洽谈中医药合作事宜

"几十年前，国外人士对中医手法不太理解，因为主流医学是现代医学，他们称中医手法为'非主流'。后来，随着临床与学术交流不断深入，外国人逐渐认识到了传统中医手法的独特疗效，中医手法在海外的传播也渐渐打开局面。"韦贵康说。

"中医正骨是中国的，也是世界的"，这是韦贵康作为一名国医大师的坚持与博大情怀。国家"一带一路"倡议推行以来，韦贵康立足中医正骨实际，将个人使命职责与国家发展紧密连接起来，用长远的眼光，宽阔的视野，大力弘扬中华国粹，用心标定中医高程，取得了辉煌的成就。

韦贵康持续在世界各地推广中医传统手法。1980年，他组织召开广西手法交流学术会议；1989年在广西南宁举办国际性传统医学手法讲习班；1992年注册创立广西国际手法医学协会；2005年在纽约成立世界手法医学联合会，任会长和主席。为了适应形势发展，2017年，韦贵康又在香港注册创立世界手法医学联盟，任主席，联盟累计有超过60个国家与地区的会议代表。30多年来，韦贵康在世界各地召开国际手法医学和传统疗法学术会议20多次，累计注册参会人数超过2万人次，会议收录论文累计2000多篇，对中医正骨手法与脊柱病整治疗法在全球的传承和推广作出了卓越的贡献。

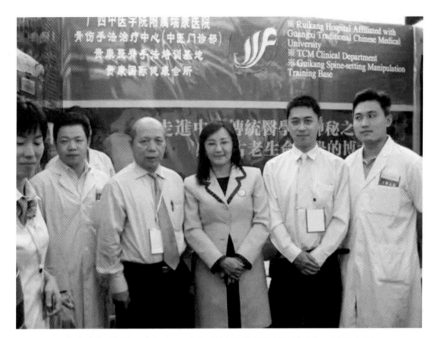

韦贵康与世界卫生组织西太区传统医学顾问那然图亚·杉丹合影

　　同时，韦贵康也大力培养海外中医人才，促成组建东盟各国和港台地区的"广西正骨脊柱整治手法流派"。借助广西中医药大学学术平台，60年来，韦贵康培养了数百名海外学生，其中有新加坡、马来西亚、越南、德国、瑞典等国的中医骨伤科硕士研究生、博士研究生与拜师学徒100多人，现已成为其所在国家中医药领军人物，如新加坡中华医学会会长丘德兴等。并以此部分人才为依托，在东南亚形成"广西正骨脊柱整治手法流派"，对东盟和港澳台地区中医的发展起到重要推动作用。

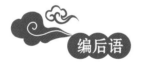
编后语

　　民族的也是世界的。中医药虽然由中国人创造并发扬光大，但是中医药服务的对象却是全世界的人民。作为国医大师，韦贵康在大力培养国内的接班人才的同时，更是放眼世界，力求将中医药传播到全世界。而今已步入耄耋之年的韦贵康，虽然已退休多年，但是他仍然在中医药的世界化传播方面发挥自己的光和热。他通过自己一手创办的"广西国际手法医学协会"，推动了中医骨伤、按摩推拿、正骨整脊以及指压疗法等多种涵盖手法操作治疗的交流与合作，切身服务于国家的"一带一路"建设。

## 博极医源以匠心筑梦
## 高屋建瓴书写壮医传奇

黄瑾明（1937—　　），男，壮族，广西贵港人。教授，硕士研究生导师，享受国务院政府特殊津贴专家，第四届国医大师，首届全国名中医，第二批、第六批、第七批全国老中医药专家学术经验继承工作指导老师，全国中医学术流派——"广西黄氏壮医针灸流派"第一代代表性传承人，国家级非物质文化遗产"壮医药线点灸疗法"代表性传承人，桂派中医大师。现代壮医临床医学的代表人物，为创立、振兴和弘扬壮医药卫生事业作出了卓越贡献。曾获"全国中医药杰出贡献奖"、中国民族医药学会"民族医药突出贡献奖"、"中国好医生"月度人物、"自治区民族团结进步模范个人"等多项国家级、自治区级荣誉。

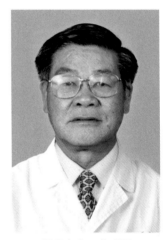

领衔专家：黄瑾明

中国民族众多，各民族医药与中医药在数千年里共同借鉴发展，形成了绚烂的医药文化。作为民族医药的重要组成部分，壮医药的发展也经过了一个漫长的历史过程，早在先秦时期开始草创萌芽，经过汉魏六朝的发展，于唐宋之际大抵形成了草药内服、外洗、熏蒸、敷贴、佩药、骨刮、角疗、灸法、挑针、金针等10多种内涵的壮医多层次结构，并逐步具有理论的雏形。

时光荏苒，迄今壮医已形成一门具有理论基础及丰富特色治疗方法的民族医学。壮医踏出国门，有一个人功不可没，他就是主攻壮医40余年，开创壮医整理研究先河，有着"壮医临床第一人"之称的"国医大师"黄瑾明。

## 对壮医一见倾心，开创壮医药整理研究先河

1965 年，当时的黄瑾明恰值芳华，毕业于广西中医学院中医专业，同年留校后即进入广西中医学院第一附属医院针灸科轮转学习。忙碌的工作让黄瑾明打下了坚实的临床基础，为他以后从事壮医临床工作积累了宝贵的临床经验。

随着命运的齿轮转动，1976 年，黄瑾明在广西中医学院任教时与壮医药线点灸疗法不期而遇。当时他未曾想到，一次偶然的相遇，却是壮医学术流派逐渐走向世界的转折点。

在广西壮族民间口耳相传的壮医疗法中，壮医药线点灸疗法正是应用最广的一种，看似简单的操作过程，发展至今已知能治疗的疾病就有 130 多种。

时至今日，黄瑾明依旧深刻记得自己目睹壮医药线点灸疗法治病过程时的惊叹。仅一盏煤油灯，一撮浸泡过的药线，轻轻以火燃线，线头微烧成圆珠状炭火，炭火直点穴位，一下、两下……成了！立竿见影的疗效，施治者所用器具之奇特，见之难以忘怀，触之总生热血。

当年一眼的惊艳，成了黄瑾明未来 40 多年的执着。也是从那一年开始，黄瑾明开始了壮医药线点灸疗法的发掘整理、理论研究和临床验证工作。随着不断接触壮族民间的医药学知识和治疗经验，他就愈加认识到壮医药经验是中医药技术的重要组成部分，是壮族历史文化杰出的代表。

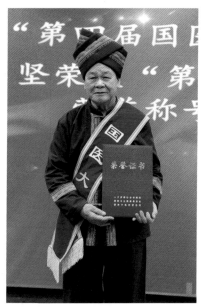

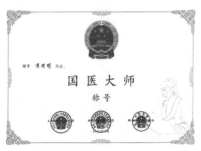

1985 年，黄瑾明创办了全国首家壮医医疗机构——广西中医学院壮医门诊部，对壮医疗法进行系统的挖掘整理和临床验证，聘请国医大师班秀文及梁申、秦家泰等名医名家坐诊，聘请壮医名家龙玉乾传授壮医药线点灸疗法，从此他开始了对壮医长达 30 多年的挖掘和研究。

黄瑾明致力壮医药治疗经验发掘、壮医药

2022 年，黄瑾明获第四届"国医大师"称号

古籍文献整理、理论研究和临床实践工作。在整理壮医药民间疗法的过程中，他根植于祖国传统医学的沃土，跋山涉水，深入八桂大地的每一个角落，在田间地头跟劳作的农妇、渔夫话家常，在深山小屋里听百岁老人"讲古"，挖掘出各种各样仅在民间口耳相传、简便廉验的民间疗法和技能。在日复一日的浸染中，黄瑾明确立了将创立壮族医药学、发展壮族医疗卫生事业作为自己毕生的事业和发展方向。

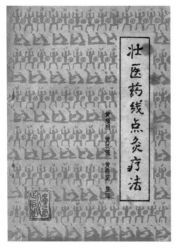

壮医药线点灸疗法（1986）

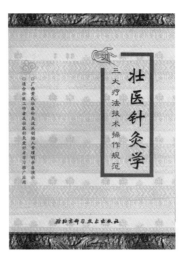

壮医针灸学三大疗法技术操作规范（DVD）

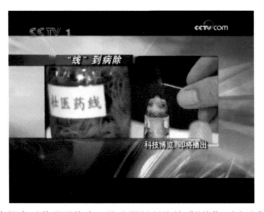

中央电视台以黄瑾明临床工作为题材制作的《"线"到病除》节目

1999年，广西中医学院第一附属医院仁爱分院成立，壮医门诊部与之合并后统一归入广西中医学院第一附属医院管理。黄瑾明继续在此从事临床、科研和教学工作，他先后对壮医药线点灸疗法进行了大量病例的临床验证，系统梳理验证民间壮医针灸特定穴，整理出版《壮医药线点灸疗法》和《壮医药线点灸疗法临床治验录》，逐步形成药线点灸、壮医针刺、壮医莲花针拔罐逐瘀法三大核心技术，并引入医学殿堂成为一门学科，开创了壮医药整理研究的先河。因此，黄瑾明被誉为"壮医临床第一人"。

## 倾囊传授推广壮医，创学术流派传承精髓

"壮族医药是壮族历史文化的杰出代表，有着非常宝贵的经验和极强的实用性。如果任其湮没于民间，是对世世代代壮族先人医学成果的浪费；如能进一步挖掘并加以推广应用，将是一件利国利民的好事。"黄瑾明如是说。

为了让壮医疗法得到更好的传承，多年来黄瑾明积极推进壮医药传承，不仅毫无保留地把毕生所学传给弟子，还制作了《壮医针灸学三大疗法技术操作规范》教学光碟并公开发行，只希望更多人掌握壮医针灸技术，从而让更多的患者能受益于壮医疗法。

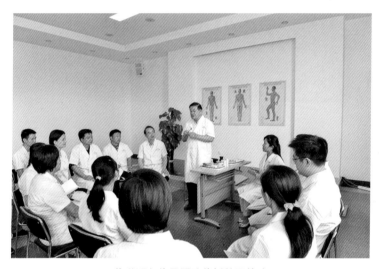

黄瑾明向传承团队传授壮医技法

★ 1985 年，黄瑾明率先将整理研究的壮医药线点灸等民间技法引入高校课堂，亲自授课，其主持完成的《壮医药线点灸疗法的研究与教学实践》获广西教学成果二等奖，把壮医药教育打造成广西中医学院的一大办学特色；

★ 1985 年，黄瑾明开始招收中国医学史（壮医方向）硕士研究生，现已成为壮医医疗、教学和科研骨干；

★ 1985 年开始，黄瑾明面向全国开办了 30 多期壮医药线点灸疗法培训班，培训学员 1500 多名，治疗患者 20 多万人次，使该疗法在全国范围内得到广泛运用；

★ 1988 年发行的中英文双语解说的《壮医药线点灸疗法》教学录像片（中华医学音像出版社）在海内外传播；

★ 1997 年，黄瑾明获评全国老中医药专家学术经验继承工作指导老师；

★ 2009 年中央电视台播出了以黄瑾明临床工作为题材制作的《"线"到病除》节目，引起轰动。

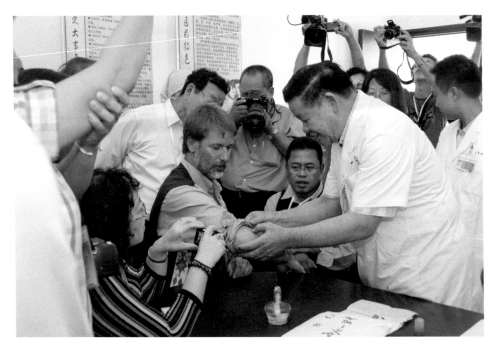

黄瑾明为外宾演示壮医药线点灸疗法

　　壮医疗法临床疗效显著，因其"简、便、廉、验、捷"的特点迅速在国内外应用推广，从乡野走向国际。

　　自2010年起，壮医药传承推广工作迎来大好时机，黄瑾明将工作重心从广西中医学院第一附属医院的仁爱分院转移到东葛院区的壮医门诊。2011年，壮医药线点灸疗法被列入国家级非物质文化遗产名录，黄瑾明是传承人。

　　2011—2022年期间，黄瑾明获国家中医药管理局批准立项的全国名老中医药专家传承工作室、广西黄氏壮医针灸流派传承工作室、全国名中医传承工作室、国医大师传承工作室等项目建设。这些工作室传承了黄瑾明壮医药学术思想和临床经验，成为培养中医药传承人才的重要载体。

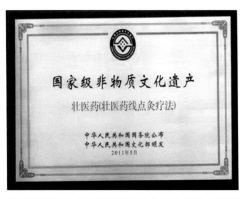

壮医药线点灸疗法荣获国家非物质文化遗产牌匾

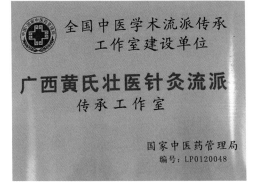

广西黄氏壮医针灸流派传承工作室牌匾

其中，2011年获国家中医药管理局批准和经费资助的黄瑾明全国名老中医药专家传承工作室项目，指导了一大批壮医针灸骨干，使壮医门诊量逐年提升；指导了23家县级中医院建立壮医科，为50多家基层中医院培养壮医人才1500多人。2012年，以黄瑾明为代表性传承人的广西黄氏壮医针灸流派被列入国家第一批全国中医学术流派，2017年通过验收，并于2019年获国家第二期项目建设。到目前为止，广西黄氏壮医针灸流派已在区内外16家公立医院建立二级传承站，流派传承人数从34人增至162人，人员来自广东、湖南、辽宁、青海、贵州、广西及香港，其中广西名中医6人，博士17人，高级职称69人，形成了良好的人才梯队。2017年，黄瑾明组建"广西黄氏壮医针灸流派联盟"。2018年，黄瑾明率先开设壮医针灸科独立病区，开启壮医学临床专科的新时代。

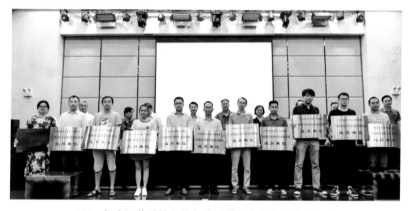

2017年广西黄氏壮医针灸流派联盟大会成员单位合影

2020年，广州中医药大学第一附属医院特聘黄瑾明教授团队为专家团队，共建"华南区域中医（针灸）诊疗中心专科联盟"，同年广西中医药大学第一附属医院壮医学科获批广西壮族自治区中医药管理局重点专科，并在广西民族医药协会成立了壮医针灸专业委员会，开创了流派发展的新篇章！

## 博极医源播仁心仁术，以壮医书写医患故事

一晃经年，抬眼已过半生，黄瑾明在临床一线已经奋战了50多个春秋。"无论是黄皮肤黑头发、黑头发黑皮肤，还是金发碧眼，只要是病患，我们都应当一视同仁。"黄瑾明常常这样教育学生。几十年来，经黄瑾明治愈的患者不计其数，这些患者来自国内大江南北甚至世界各地，越来越多的人受益于壮医药、关注壮医药、喜爱壮医药。

过去由于壮族人民没有规范的文字记录，壮医药的传承主要通过代代口耳相传，许多人不知壮医药为何物。但是，壮族先民自远古以来就繁衍生息在以广西为主的壮族地区，壮医药是壮族人民在长期的劳动生产生活中总结出来的，是壮族人民防病治病的重要方法之一，具有比较明显的地域性、民族性、朴素性。

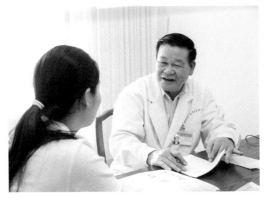

黄瑾明耐心问诊

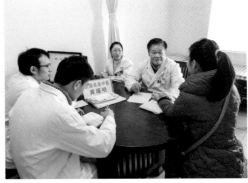

黄瑾明为患者诊病

最早记载壮药的是《山海经·南山经》，痧瘴蛊毒在古代是壮族地区的多发病，壮族人民在长期与疾病作斗争的过程中，逐步创造了壮药。《后汉书·马援列传》里还有一段记载北方士兵到广西打仗时感染了瘴气，就用当地壮族人民的方法，用薏苡仁来治疗的故事。从柳州、桂林、南宁等地挖掘的旧石器时代和新石器时代的大量遗物中发现，当时已有可供医疗用的青铜针、砭针、陶针、骨针。

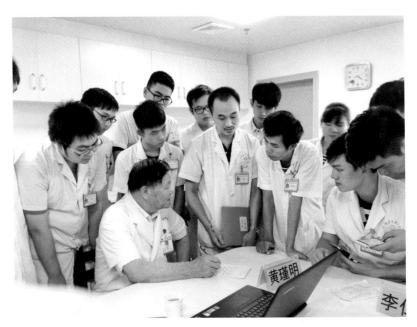

黄瑾明在基层带教

在黄瑾明内心深处，始终坚信有 2000 多年传承历史的壮医，是一代又一代壮族先人智慧的结晶，它不仅可以为壮族人民服务，也同样可以救助病患于八方。

在这条战线上，黄瑾明坚持运用壮医理论指导临床，形成了自己的学术思想和学术特色。他在壮医的阴阳互生、三气同步、三道两路、毒虚致病等理论的基础上，创新提出壮医气血均衡理论；强调调气、解毒、补虚、祛瘀"四大治则"；全面梳理壮医针灸特定穴，形成壮医药线点灸、壮医针刺、壮医莲花针拔罐逐瘀三大技术疗法，独创天阴阳调气针法，丰富和完善壮医针灸学理论体系。

多年来，黄瑾明用古老的壮医创造了一个个神奇的故事。在 20 世

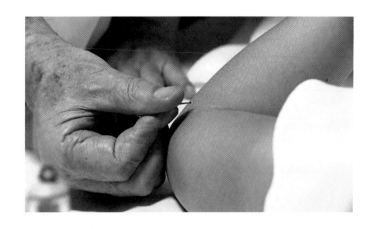

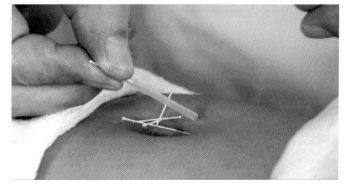

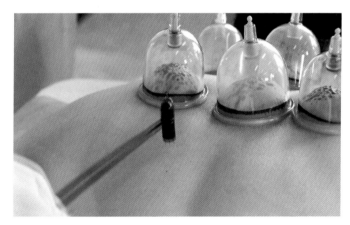

壮医三大核心疗法（从上至下分别为壮医药线点灸、壮医针刺、壮医莲花针拔罐逐瘀法）

纪 90 年代，他主持完成的两项研究成果分别获得省部级科技进步奖二等奖和国家自然科学基金项目，这在壮医领域都属首次。当时，南宁一度红眼病流行，药店里的眼药水几乎被抢购一空。看到这个情形，黄瑾明冒出一个大胆的想法，尝试用药线点灸治疗红眼病，结果治好了许多患者。

黄瑾明擅长运用中医药、壮医药、壮医针灸等综合疗法诊治各种痛症、虚证及

内科、外科、妇科、儿科、皮肤科、五官科、男科等各科常见疾病及疑难杂症，整理积累了带状疱疹后遗神经痛、陈旧性面瘫、不孕不育等大量临床验案，让后人少走弯路，最大程度地减轻患者的痛苦，走向康复。

"有一分热，发一分光。"如今，黄瑾明尽管已退休多年，但仍以86岁的高龄坚持每周定期出门诊，指导制定相应的壮医药诊疗方案。

58岁的杨女士正是一位受益于黄瑾明壮医疗法的患者。2022年1月，杨女士突发带状疱疹（又名"腰缠龙"），治疗1个多月都未见好转。带状疱疹后遗神经痛朝杨女士汹涌袭来，让她食不知味，夜不能寐，疼痛难以言表。为帮杨女士把带状疱疹连根"拔除"，黄瑾明亲自指导制定一个以壮医莲花针拔罐逐瘀疗法为主，壮药内服外用、壮医针灸为辅的个性化治疗方案。入院首日，杨女士疼痛顿轻；治疗半月，疼痛得到控制，顺利出院；出院一月，未见疼痛。"这次治疗，让我见识了壮医的神奇。我常跟人说，对壮医我真是相见恨晚。"杨女士惊叹道。

在诊疗过程中，黄瑾明充分体现了一个医者的仁爱之心，他强调"无痛进针"，"让患者在享受中接受治疗"是他一生的追求。为此他经常亲自试针，体验针感，调整手法轻重缓急，深受患者的赞誉。治疗时，他和蔼可亲的语气和真诚的关怀大大减轻了患者内心的焦虑和恐惧，体现了现代医学提倡人文关怀的医疗新理念。

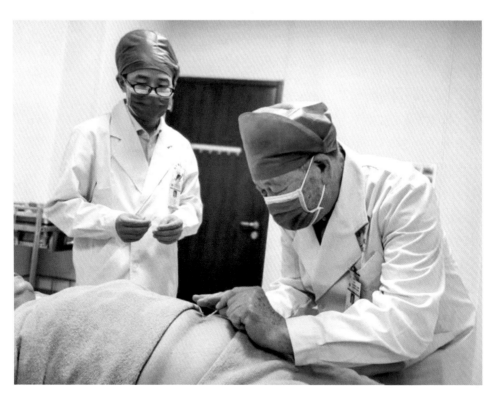

85岁高龄的黄瑾明坚守临床一线，为患者进行壮医针刺疗法

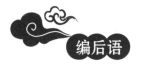

倾尽一生心血，黄瑾明誓把壮医药成果发扬光大。"余热未尽献，老骥不偷闲。"如今尽管已是耄耋之年，但他仍一心扑在临床一线，为民族医药事业发挥余热。

多年来，黄瑾明以学术传承机构为平台，成功建立了一支由硕士研究生、博士研究生等高资质人才组成的流派传承团队，把毕生所得倾囊传授，大力推广壮医药，确立了壮医药在中国民族医药的地位。"十年树木，百年树人。"如今黄瑾明学术思想与壮医技法得到传承和发展，其学术传承团队全面深入整理、继承、推广其学术思想和临床（实践）经验，建立国医大师黄瑾明学术经验传承推广平台，形成系统的诊疗方案，并推广运用于临床，研究黄瑾明国医大师的成才经验及学术思想并形成专著出版，还培养了一批高层次传承人才，推动中医药和民族医药传承创新发展。

经过多年的人才培养和人才梯队建设，如今的壮医药学已走出广西，并在全国形成了一支庞大的队伍；壮医疗法扬名海外，在世界各地开枝散叶。2021年国庆前夕，在全国中医药大会上，黄瑾明被授予"全国中医药杰出贡献奖"的荣誉称号，他为民族医药事业作出了杰出的贡献，在中国民族医药发展史上留下浓墨重彩的一笔，是"医之大者"的表率！

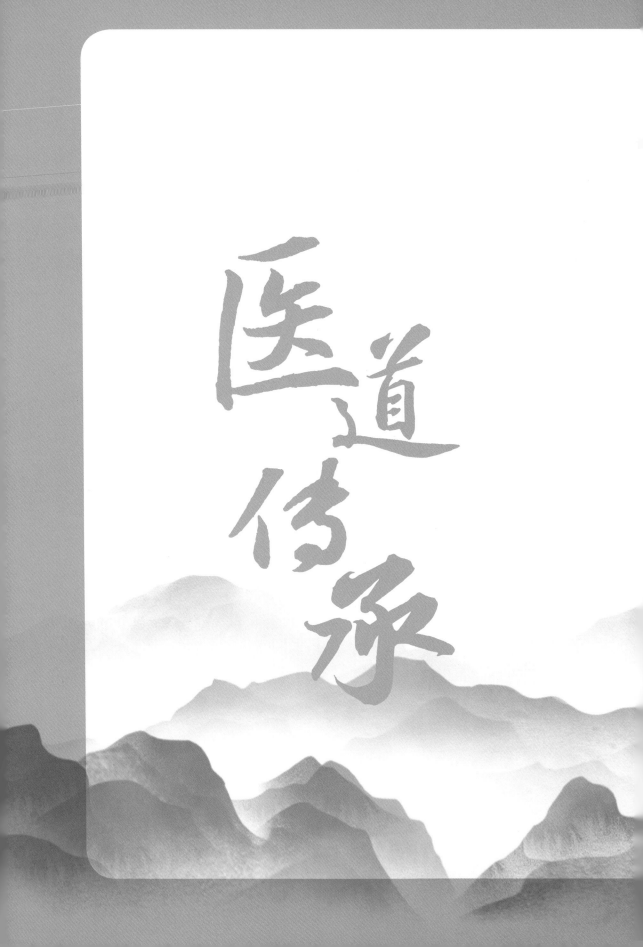

全国名中医
传承工作室

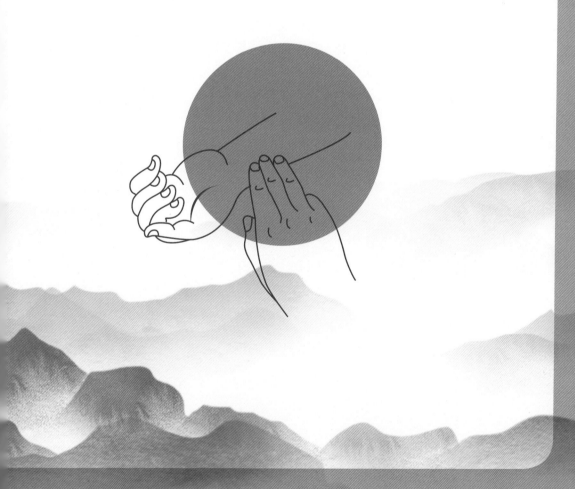

# 用赤心谱写杏林春秋
# 潜心钻研开启幸"孕"之门

陈慧侬（1940—2023），女，汉族，广东南海人。二级教授，硕士研究生导师，全国名中医，首批全国中医药传承博士后合作导师，第三批、第六批、第七批全国老中医药专家学术经验继承工作指导老师，全国名老中医药专家传承工作室建设项目专家，首批桂派中医大师。1963年毕业后分配到广西中医专科学校第一附属医院工作以来，从事中医临床和教学59年，师从首届国医大师、妇科专家班秀文教授，擅长运用中医药治疗各种妇科疑难病症，尤其在不孕症、子宫内膜异位症、更年期综合征、慢性盆腔疼痛症等方面有独到的见解，在全国中医妇科界享有极高声誉。

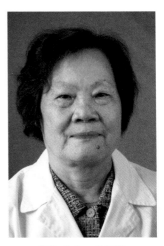

领衔专家：陈慧侬

"只要患者还需要我，我就没有退休的那一天。"每当有人问起什么时候退休时，陈慧侬总是淡淡地回答道，眉宇间流露出慈爱的笑意。

从1963年毕业后分配到广西中医专科学校第一附属医院工作以来，陈慧侬一直从事中医临床和教学工作。孜孜不倦地追求更高的医术，让患者得到更好的治疗，把学术思想和经验更好地传承下去，是82岁的陈慧侬终其一生的信念，也是她一直以来践行的承诺。

## 根植临床，仁心与仁术并重

陈慧侬师从首届国医大师、妇科专家班秀文教授。作为一名医者，半个多世纪以来，她追随班秀文教授的脚步，对中医妇科事业倾注了全部的热忱。

在运用中医药治疗各种妇科疑难病症方面，陈慧侬积累了丰富的经验，尤其在不孕症、子宫内膜异位症、更年期综合征、慢性盆腔疼痛症等方面有独到的见解，形成了"补肾填精，养血化瘀""辨证与辨病相结合""因湿致瘀、湿瘀同治"等学术思想。自创的多种中医方剂，在治疗各种妇科疾病方面取得了良好疗效，在全国中医妇科界享有极高声誉。

在治疗女子不孕症方面，陈慧侬善于思考、勇于创新，不拘泥于现有的中医药知识技术，在汲取传统中医精华的同时，她还密切关注妇科疑难重症疾病的现代医学进展。她结合辅助生育技术治疗不孕症，极大地提高了患者的受孕率和成功率，为成千上万个不孕不育家庭送去福音。也因此，陈慧侬被大家亲切地称为"送子观音"。

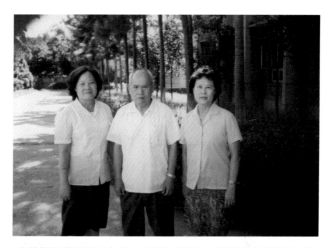

陈慧侬与首届国医大师、妇科专家班秀文教授及同事旧时合影

怀揣一颗博大慈爱仁心的陈慧侬，一直以高超的医术和菩萨般的心肠，温暖着她的每一位患者。

陈慧侬特别关心患者的疾苦，无论贫富贵贱都一视同仁、真诚相待。接诊时，她总是耐心倾听患者陈述病情，询问症状，找出病因，然后审因论治，精准用药。对那些因为过去治疗波折而

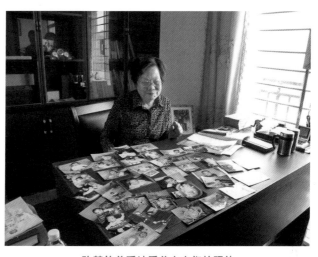

陈慧侬慈爱地看着宝宝们的照片

失去信心的患者和家属，她在宽慰、鼓励的同时，也亲切地提醒他们生活中的诸多注意事项，积极配合治疗，让他们知情知忌，温暖于心。和蔼慈祥的陈慧侬，挽救了无数个濒临破碎的家庭，圆了他们延续子嗣的梦想。

## 薪火传承，桃李满园泽苍生

作为广西中医药大学的教授，陈慧侬临床和教研两不误。长期从事教学工作的她，特别重视中医妇科的学术传承和人才培养，深受学生好评和爱戴。因教龄长、师德高、教学质量好，陈慧侬被广西中医药大学授予"40 年教学楷模"，并先后 3 次被评为"全国老中医药专家学术经验继承工作指导老师"。她带领的团队，承担过多项国家级、省部级、厅局级等各级科研课题，均取得优异的成绩。

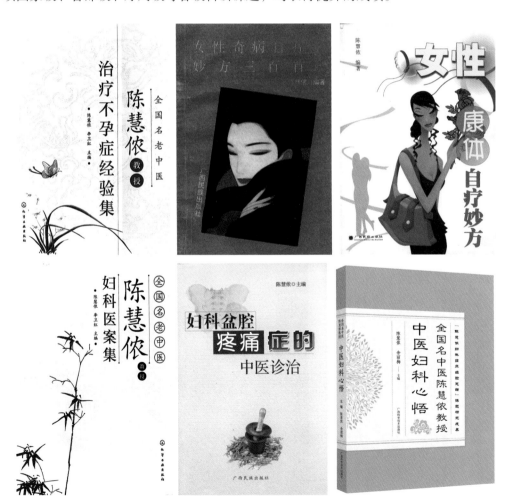

陈慧侬编著出版的书籍，为许多妇科医生提供临床经验

医道传承

多年来，她结合临床，对葡萄胎病因、滋养叶细胞肿瘤及中药蛇对提高机体免疫力与恶性葡萄胎治疗等开展不懈的研究，有了独到的发现，并在世界级相关医学研究大会上提出自己的真知灼见，备受业界瞩目。

为更好地传承陈慧侬的学术思想，把陈慧侬中医药治疗妇科疾病的临床经验发扬光大，2013

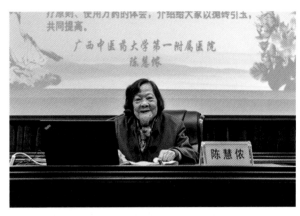

陈慧侬在学术会议上讲课，分享经验

年以来，广西中医药大学第一附属医院先后成立了陈慧侬全国名老中医药专家传承工作室、陈慧侬全国名中医传承工作室、陈慧侬学术团队、全国名中医陈慧侬学术思想与临床诊疗传承发展推广中心，形成了以陈慧侬学术思想为理论核心的学术传承工作团队，在临床、教学、科研各领域均取得显著的成绩。

同时，从2017年开始，医院还每年举办"全国名中医陈慧侬经验传承学习班"，极大地促进了广西中医、中西医妇产科医师队伍的发展。

截至2023年，陈慧侬共培养了国家级学术继承人6名、中医药传承博士后1名，她指导的研究生、进修生及传统中医班学生和留学生等400多人，为广西培养了大批优秀的基层中医妇科临床型人才。

她培养的学术继承人、学术骨干、研究生、进修生等更是遍及广西各地，其中大多数人已成为各级医院的妇科业务骨干，有的已成为妇科知名专家学者。这种桃

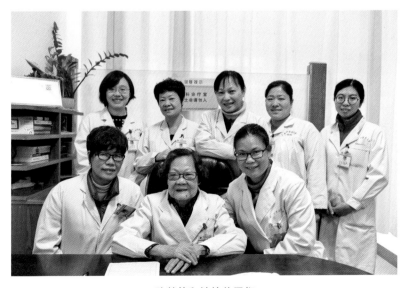

陈慧侬和她的弟子们

李满天下的局面，使得陈慧侬先进的学术思想辐射到广西各地甚至全国，惠及广大群众。

值得一提的是，这些工作室和学术团队，不仅运用数据挖掘的方法对陈慧侬治疗不孕不育疾病医案的"病—证—症—方—药"进行分析整理，并将其经验方运用于临床实践。同时还运用中医方法与西医精准医学相结合，治疗不孕不育，以人业作為仍陌体。

## 德医双馨，赤心一颗写春秋

在患者眼中，陈慧侬是宅心仁厚的好医生；在学生眼中，她是可亲可敬的老师。为医，她以精湛的医术为患者解除病痛，用真情温暖患者的心，以实际行动践行医者仁心；为师，她言传身教为学生做出表率，让有着数千年历史的中医得以薪火相传。

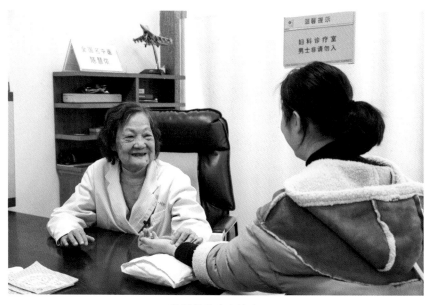

陈慧侬为患者诊病

在过去将近一个甲子的岁月里，工作成为陈慧侬生命中最重要的一部分。她不仅得到患者和学生的信任、爱戴和敬重，也得到学校、医院及社会层面给予她的高度的评价和肯定。2011年，广西中医药大学第一附属医院授予陈慧侬"终身荣誉奖"。

陈慧侬的从医之路，折射出了八桂中医的发展之路。由于她在中医妇科界的地位和对中医妇科学的贡献，2017年人力资源和社会保障部、国家卫生健康委员会、国家中医药管理局授予她"全国名中医"荣誉称号。翌年，陈慧侬被聘为华南中医

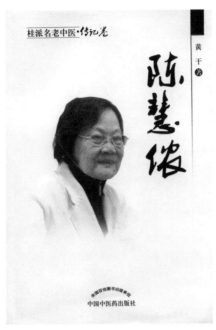
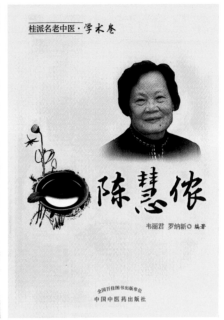

《桂派名老中医·传记卷·陈慧侬》与《桂派名老中医·学术卷·陈慧侬》

妇科联盟医学顾问，并在国家卫生健康委员会同中央精神文明建设指导委员会办公室举办的"中国好医生"评议活动中被评为 10 月月度人物。

　　长期以来，各级新闻媒体多次报道了陈慧侬的先进事迹。由国家中医药管理局牵头组织，中国中医药出版社出版的《桂派名老中医·传记卷·陈慧侬》里，就对陈慧侬高尚的医德、精湛的医技和感人的事迹进行深入报道。2008 年和 2019 年，《南宁晚报》先后对陈慧侬分别做了题为《现代"送子观音"》《莫道桑榆晚，为霞尚满天》的报道，介绍了陈慧侬的事迹。

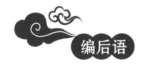

编后语

　　多年来，陈慧侬以慈母般的爱，感动着每一位来找她看病的人，患者信任她、尊重她、爱戴她。患者的口耳相传，使得她蜚声海内外，不仅国内各地的患者慕名前来，而且许多海外华人华侨也不远万里来到广西找她看病。年过八旬的陈慧侬总是急患者之所急、想患者之所想，经常加号，主动延长看诊时间。"我想在有生之年，让更多患者看得上病、治得好病。"陈慧侬面对大家的提醒，常如是解释并报以微微一笑。

# 妙手捻银针
## 弘扬广西针灸流派特色

黄鼎坚（1939—　），男，壮族，广西东兰人。主任医师，硕士研究生导师，全国名中医，全国老中医药专家学术经验继承工作指导老师，桂派中医大师。1963年毕业于广西中医专科学校医疗系中医专业，曾任广西针灸学会名誉会长。擅长针灸手法治疗面瘫、面痛、头痛、眩晕、中风偏瘫、失眠、胃肠病症、肌肉关节痹痛、肾绞痛等病症，以及疑难杂症如视神经萎缩等眼底病症、顽固性呃逆、运动障碍等。擅长指针疗法、壮医药线点灸及全息诊疗等。

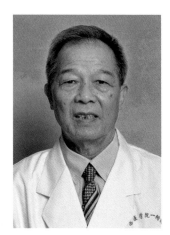

领衔专家：黄鼎坚

大石山区四面环山、交通不便、教育匮乏，素来是石多人少、人烟广散之地，1939年，黄鼎坚就出生在广西河池市东兰县大石山区农村。20年后，他以优异成绩考取广西中医专科学校医疗系中医专业，这是当时广西中医药的最高学府，黄鼎坚成为东兰县有史以来考入该学校的第一人。

1963年，黄鼎坚来到广西中医专科学校第一附属医院，1965年轮转到针灸科学习，从此步入中医针灸殿堂，沉浸于针灸的世界。从医60年，他坚持用"以人为本，仁心仁术"的信念救治众多患者，如今虽年过八旬，但依然每周坚持出诊2天，指导国内外学生，参加各种形式的科技推广讲座、学术论坛，为针灸事业贡献余热。

## 博采众长，精研岐黄之术

针灸为针法和灸法的总称，是一种"内病外治"医术，起源于中国，是中国中医文化的重要组成部分，至今已有 5000 年的历史。

说起黄鼎坚与针灸的缘分，始于 20 世纪 50 年代。当时上初中的黄鼎坚关节疼痛，一名外地郎中给他做了针灸治疗，仅扎了几针就疼痛尽消，令他折服并心生好奇。

凭着对中医的向往，黄鼎坚成功考上广西中医专科学校，在校寒窗苦读的 4 年里，他用大山赋予他的那股坚忍不拔的毅力研读着一部部晦涩难懂的砖头般厚重的中医专著。由于对针灸有特殊的感情和天赋，他在临床轮转结束时被老师看中，留在了针灸科。当时，黄鼎坚需要同时开展临床、带教、参加教材编写以及理论教学工作，但他把压力当动力，一步一个脚印，在针灸医学的道路上迈进。

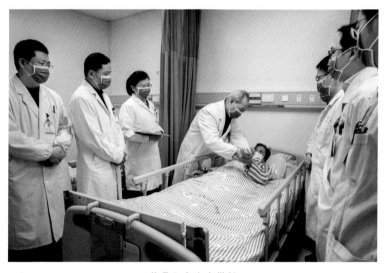

黄鼎坚在查房带教

从大山深处走出来的黄鼎坚，始终坚信"学习永无止境"，多年来从未停止学习的步伐。他跟随针灸前辈李任源老师学习安全留针法、子午流注纳络止痛法；师从近代针灸大师朱琏，并参与朱琏遗著《新针灸学》第三版的整理和编撰工作；先后得到近代针灸名家邱茂良、杨长森、肖少卿、贺普仁、程莘农等的教诲……博采众长的师承经历，使得黄鼎坚在针灸学术上有很深厚的造诣。尤其是 1976 年师从近代针灸大师朱琏，是他提高针灸水平的一个新起点，既学习诊疗方法和技术，又受到大师思想的影响，开阔思路，形成"学宜广"的治学风格。

"学宜广"——博览群经，广学多闻，树立正知见，方可知道、明白、贯通。在黄鼎坚看来，哪怕是他人只言片语的体会或点滴经验，都应抱着"他山之石，可以攻玉"的心态，虚心学习，并以实践验之，以实践的结果作为取舍之标准。

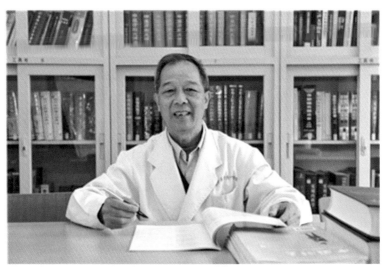

黄鼎坚工作之余不忘学习

因此，黄鼎坚不但深入学习当时新出现的全息生物学、足部反射区疗法，还不失时机地向壮医名师李才魁老师学习民间草药知识、太极针，跟随李才魁上山采药认药，下乡为民防病治病；他还向民间老中医龙玉乾求教壮医药线点灸疗法，协助归纳整理其疗法经验，参与编撰出版《壮医药线点灸疗法》，完成了"壮医药线点灸疗法的整理和疗效验证"工作，为这一具有壮族民间医疗特点的药线点灸疗法的传播与推广作出了贡献。

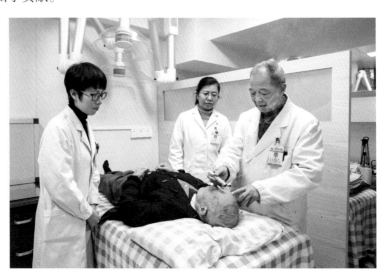

黄鼎坚为患者针灸治疗

在60年精研岐黄之术的悬壶生涯中，黄鼎坚挖掘本地区民族医药特色，重视针、灸、线、药结合，形成针、灸、线、药的独特诊疗体系。他将传统的经络辨证和近代的经络全息疗法融合，形成了针灸手法、指针疗法、壮医药线点灸及全息诊疗技术等独具特色的经络诊察方法与诊疗绝技，并成为以子午流注、缓慢捻转进针法为特色的广西针灸流派杰出代表。针灸，已成为黄鼎坚悬壶济世的手段和毕生的追求。

回首过往学习的岁月，黄鼎坚从内心深处始终感念风雨几十年中遇到的每一位明师。"作为我国传统文化的重要组成部分，中医之所以能延续几千年，就在于一代又一代中医人不间断的薪火相传！"因此，黄鼎坚特别注重传承，希望也能像自己的老师一样，将这些珍贵的针灸疗法与经验代代相传，让针灸这一中国文化瑰宝扎根全国甚至世界各地。

## 光大杏林，薪火传针万里

在中医药教育体系中，师承教育作为千百年来中医药人才培养的重要途径，以言传身教、传承学术经验为特点，以中医药理论认识、实践经验、思辨特点、认知方式、医德修养为主要内容，以跟师学习为主线，是中医药得以延续和发展的主要形式。

黄鼎坚深谙师承教育的重要性，坚持"临床"和"带教"两手抓，几十年如一日的勤勤恳恳，诲人不倦，着力培养中医传承人。在广西中医学院任教时，黄鼎坚便首开"针灸医籍选"及针灸理论课，讲课深入浅出，深受学生喜爱。他把自己毕生的学识和经验毫无保留地传授给学生，每年接收进修生、研究生等数十名。

为大力推进针灸学，自20世纪70年代起，黄鼎坚先后多次承办广西针灸师资进修提高班、针灸学习班，将自己多年临证经验和学术思想分享给全区针灸学者。积极参加国内外学术活动，足迹遍布越南、柬埔寨、挪威、马来西亚、德国、奥地利、西班牙、摩尔多瓦、瑞典等国，还接待过联合国亚太地区卫生组织传统医学访问团，以及日本、美国、澳大利亚、越南等国的医学和教育考察团，极力促进国际医学文化交流与合作，推广、传播针灸。

教导外国学生时，黄鼎坚不厌其烦地细细示范，有时还以自身为活标本，让学生们在他这块"试验田"上耕耘。一位美籍学生曾热泪盈眶地竖起大拇指说："黄鼎坚教授 very good！"黄鼎坚也仍清晰地记得，在参加援尼日尔医疗队时，简便廉效、无副作用的针灸在当地是何等的受欢迎，上至政府官员，下至普通百姓，都来找针灸医生做调理治疗。

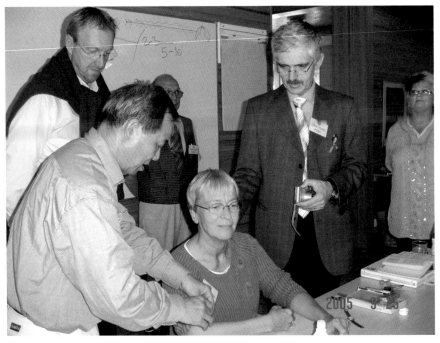

黄鼎坚为外宾看诊

　　1980 年，黄鼎坚负责组织创建广西首家针灸专科病房。当时，针灸病房不仅是广西中医学院针灸实习和广西针灸人才的临床培养基地，还成为医院和学院与外界交流的窗口，率先接收澳大利亚、美国、法国等国家和中国台湾地区的针灸学生，让广西针灸学派的特色传播到世界各地，开拓了广西针灸医、教、研的新局面。

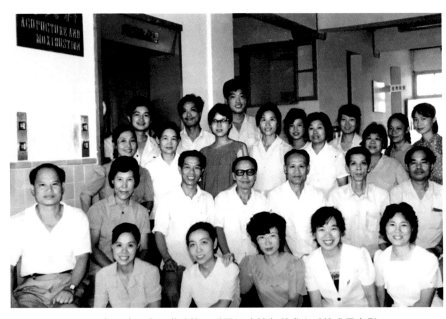

1981 年，广西中医学院第一附属医院针灸科成立时的成员合影

医道传承

由于黄鼎坚工作成绩突出，1995 年被评为广西壮族自治区优秀医疗科技工作者；1997 年被国家中医药管理局确定为第二批全国老中医药专家学术经验继承工作指导老师；2000 年被选为针灸推拿学学术带头人，针灸推拿学被列为学院的重点学科；2007 年被授予"师承工作优秀指导老师个人先进工作者"称号；2009 年被授予"全国名老中医先进工作室（站）——黄鼎坚名医工作室"的牌匾。

目前，针灸病房已发展为广西针灸医疗中心，被国家中医药管理局列为"十五"重点中医专科。而退休后的黄鼎坚并未停止推进广西针灸事业传承的步伐，他在工作室组建学术传承团队，通过师傅带徒弟这一形式，进一步研究和整理自己的临床经验及学术思想，培养的针灸人才遍布全国各地甚至海外。

心系家乡的黄鼎坚还在河池市东兰县三石镇公平村开设广西首家基层名医工作站，这是全国首创的建在村一级的名医基层工作站，如今已成立 9 周年。

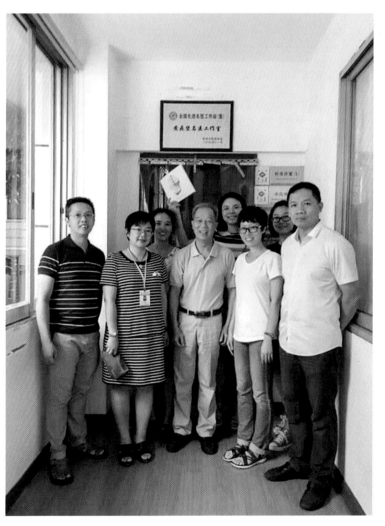

2012 年，黄鼎坚名医工作室成立之初团队合影

过去，那起伏的山脉，崎岖的山路，父老乡亲求医问药的艰难，一直是他的心头之痛。春去秋来9年间，黄鼎坚及学术传承团队每年定期到东兰县三石镇公平村义诊，实现了为老百姓送医送药上门的夙愿。9年间，黄鼎坚及学术传承团队开展各类中医专题讲座共计20多次，通过临床经验推广及技术指导的"传、帮、带"，诊治患者达1万多人次，日诊最多达200多人次，为当地中医药事业的发展和中医药人才的培养作出了巨大的贡献。

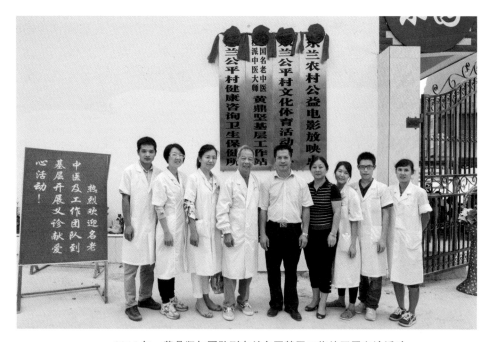

2014年，黄鼎坚与团队到东兰名医基层工作站开展义诊活动

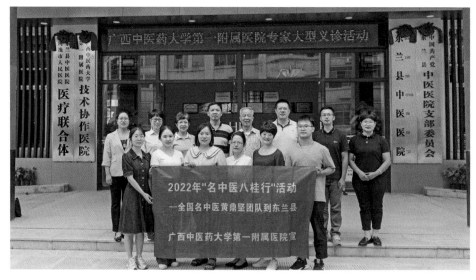

2022年，黄鼎坚团队到东兰县中医医院新址开展广西"名中医八桂行"活动

医道传承

## 自成一家，"百病神针"传世

"人命至重，有贵千金。"已是八桂针灸大家的黄鼎坚，依旧牢牢记住药圣孙思邈的这句格言，以此勉励自己终生铭记医者初心，精进技术为民。这些年，他走过许多路，遇到许多人，既为求知若渴的学生解读过小小银针的奥妙，也为数不清的患者治好了多年的顽疾，让更多人看到悬壶济世、薪火传针的医者本色。

黄鼎坚认为，针灸学是"理、诊、法、方、穴、术"的集合，针灸临床的主导思想在于中医学的整体观、辨证观、动态平衡观，临证强调辨证、辨经、辨病论治三结合。其中，他尤为重视针刺选要穴精、少，指出毫针刺法作为构成针灸学六大内容的重要组成部分之一，是影响针刺疗效的关键因素。他推崇并发扬了朱琏老师的缓慢进针法，提出进针要"轻、稳、准"。正是由于以黄鼎坚等为代表的一批朱琏弟子及其学生对缓慢进针法的继承和推广应用，才使其发展成为广西针灸流派的特色。

黄鼎坚受其师朱琏的神经针灸学说的影响，尤其擅长运用针灸疗法治疗面瘫、眩晕、失眠、偏头痛等神经系统病证，痿、痹、瘫、痛等肌肉关节运动系统病证、带状疱疹、神经痛、中风后遗症、泄泻、突发性耳聋、视力下降及异常等障碍性疑难杂症，各种术后功能（紊乱）失调综合征如大小便失禁的治疗与康复。

他还善于灵活应用药线点灸、挑刺、点穴、埋线等疗法，坚持"一针二灸三用药"，针药结合治疗临床各科常见病及疑难杂症。特别是在治疗脏腑病证和皮肤疾病

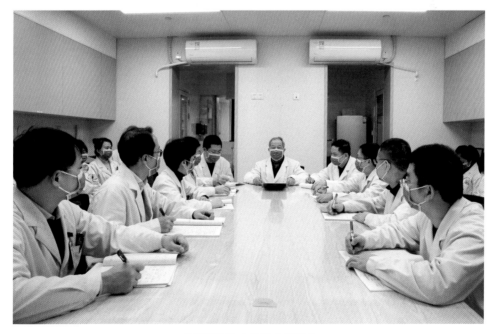

黄鼎坚团队在进行病例讨论

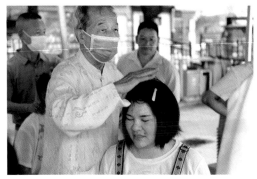
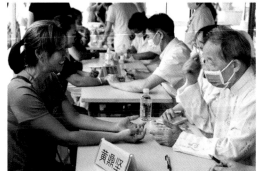

黄鼎坚在为群众义诊

时，常用中药调理脏腑功能，如咳嗽、慢性泄泻，或用中药外洗、外敷治疗皮肤湿疹、银屑病等，临床收效俱佳。

"这是不是上帝赐给的神针？"早年，黄鼎坚在非洲曾用针灸治好过一位半身不遂、卧床 1 年之久的老人，老人被针灸治愈后，望着银闪闪的长旱针感激涕零地问道。

黄鼎坚在微笑的同时陷入深思，别说外国人，就连中国很多普通百姓也对针灸疗法知之甚少，究其原因是人们未能从病理、生理的角度了解它。身怀其璧担其责，于是，"写一部关于针灸疗法的科普书籍"的想法在黄鼎坚脑中生根，他白天行医为民解痛，晚上挑灯著书立说。就在 1988 年，这本浸染着黄鼎坚心血的《点穴疗法》成功出版，于 1990 年向海外出版发行，先后重印 6 次，发行量达 12 万册之多。该书获得 1988—1992 年度广西第三届优秀科普作品三等奖。

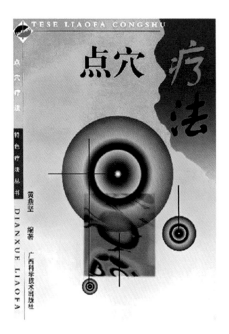
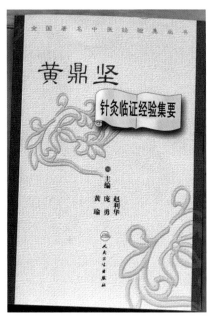

医道传承

黄鼎坚已出版的学术著作

后来，黄鼎坚还参与了《壮医药线点灸疗法》《实用中医学》《黄鼎坚：针灸临证经验集要》等 7 部著作的编写工作。他将自己多年临证经验和学术思想以文字的形式留存，传扬后世，以待众多针灸学者参阅。

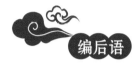

编后语

目前，中医针灸已被列入联合国教科文组织人类非物质文化遗产代表作名录，并被世界卫生组织成员中的 103 个国家认可使用。黄鼎坚和善地看着陪伴自己多年的人体穴位模型，它们在共同见证小小一根银针流传至今，福泽苍生的同时，也在潜移默化间把中医药文化推向世界。

2022 年恰逢广西中医药大学第一附属医院 80 周年院庆，黄鼎坚回想自己的过往，恍然发现他的个人档案资料、组织关系等从他 1959 年考入广西中医专科学校起一直到退休都再未转出过校门，他是一个"未出校门就退休的医生"，与广西中医药大学第一附属医院也已相伴 60 年。

"处处尽心，即是快事；举步踏实，便是坦途。"他温煦地告诫弟子，望弟子们能秉持本心，务实踏进，为针灸事业增添光彩。

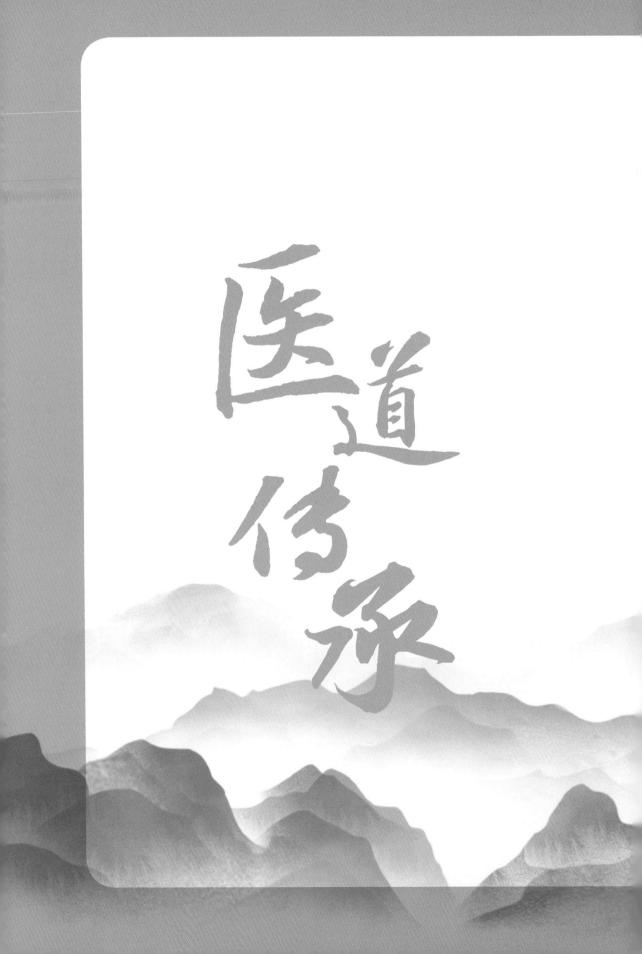

全国名老中医药专家
传承工作室

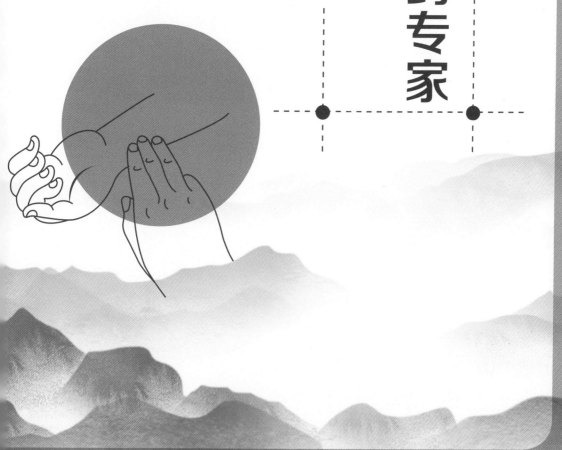

## 壮大内科精专"心"路
## 传承医德仁爱为民

李锡光（1937— ），男，汉族，广西桂平人。主任医师，教授，硕士研究生导师，享受国务院政府特殊津贴专家，第三批全国老中医药专家学术经验继承工作指导老师。历任广西中医学院第一附属医院心内科主任、大内科主任、中内教研室主任。1964年毕业于广州中医学院六年制中医医疗专业，后长期从事中医内科临床、科研及教学工作。在临床一线工作50多年，具有扎实的理论功底和丰富的临床实践经验，擅长用中医、中西医结合方法治疗心血管疾病。

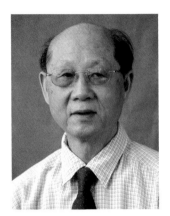

领衔专家：李锡光

李锡光进入广西中医药大学第一附属医院，已是40年前的事了。作为一名出生在旧社会、跟随着新中国的脚步一起成长的老中医，李锡光和他同辈一样，见证和亲历了太多时代和历史的沧桑。

忆想当年，斑驳的记忆中，医院几栋低矮的楼房留下了他事业的足迹。多年来，李锡光始终没有停止治病救人、教育后学的步伐，他积累了丰富的临床经验，以自己的学识智慧，服务于苍生大众和他身后的莘莘学子。

## 开疆拓土，深耕内科引领蓬勃发展

1964年，李锡光本科毕业后回到广西，到刚升格的广西中医学院担任讲师，教授方剂学。1968年，李锡光以一个基层医疗工作人员的身份参与寻找抗疟中草药的研究工作。

此后3年，李锡光和其他医务人员一起，跋山涉水，在极其艰苦的条件下走遍了广西大部分边远山区的每一个山村。正是在这一段艰苦的岁月里，李锡光正式开启了他行医救人的人生历程。

1971年，抗疟药物的研究工作结束，李锡光回到南宁，调到当时的广西中医药研究所当研究员，开始从事有关心脑血管疾病的临床及科研工作。为了更好地掌握心血管疾病的治疗方法，他自学了心电图学。当年在中国，特别是在广西，关于心电图的相关知识和信息并不多，很多基层医院连简单的心电图机都没有。为了学好心电图，李锡光克服种种困难，还结合自己的学习经验编写了《临床心电图学基础》一书，定期给同事和学生开设培训课程，为心电图的普及与推广起到很大的作用。

1982年，李锡光从广西中医药研究所调到广西中医学院第一附属医院，开始置身于临床、教学、科研的第一线，很快成长为医院的业务骨干并开拓了医院的"内科线"。

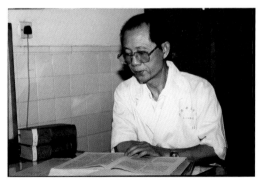

李锡光行医之余不忘刻苦学习

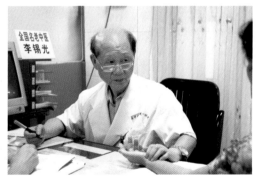

李锡光悉心诊治患者

"尽所能把工作做好，培养一些人才，科室没什么医疗事故，就算是'安全着陆'了。"李锡光回忆起这些年的临床生涯，轻描淡写地说道。

正是在李锡光轻描淡写的"安全着陆"的过程中，他领导的科室发生了翻天覆地的变化——

★1987年，李锡光担任大内科主任，在他走马上任之初，内科只有十几名医生和十几名护士，承担心血管病、呼吸道病、肝胆肠胃病、肾脏病等所有内科病症诊治；

★1992年，李锡光晋升为主任医师，受聘为广西中医学院教授并担任研究生导师，获国务院政府特殊津贴。在李锡光的牵头下，医院建立了心血管内科并由他兼任主任，内科也由此一分为三；

★没过几年，大内科的规模一再扩展，成为医院的龙头科室，最后又一分为五，划分为5个科室，李锡光担任大内科主任兼心血管内科主任。

就这样，经过多年积淀和蓬勃发展，大内科逐渐壮大并在数年间不断成熟分化，至今已有心血管内科、呼吸内科、肾病科、风湿病科、脑病科、内分泌科、脾胃病科、肿瘤科、血液内科、老年病科等多个独立的科室，业务得到极大的发展。

其中，由他创建并一直担任主任的心血管内科更是成绩斐然，现为国家临床重点专科、国家中医药管理局重点专科、中华中医药学会心血管疾病介入诊疗培训基地、国家认证的"胸痛中心""房颤中心""心衰中心"、广西壮族自治区卫生健康委员会心血管内科重点学科、广西中医心系疾病医疗中心，成为集医疗、教学、科研于一体的综合性科室，是广西实力最强的中医心血管病诊疗中心。

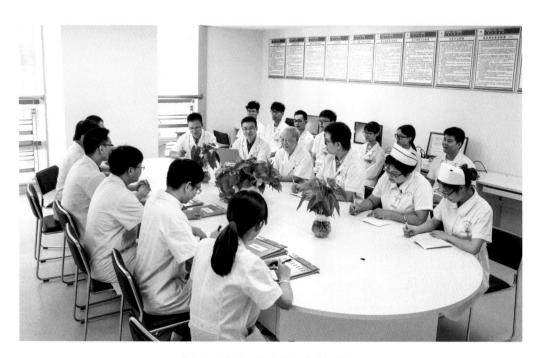

李锡光在内科一线主持疑难病例讨论

医道传承

李锡光从事心血管疾病临床、科研、教学工作50多年，潜心于心脑血管疾病的诊治，在长期的临床实践中，博采众长，勇于创新，对老年心脑血管疾病的病因病机、治则治法，形成了自己独特的认识。

李锡光认为，老年心脑血管病的病因病机多为虚实夹杂，虚者表现为阴阳气血的虚损，尤以气血虚损为主，实者则表现为血瘀、痰阻、气滞等，虚为致病之常，痰、瘀为致病之变。

李锡光临证重视辨证论治，多从虚、痰、瘀论治心脑血管疾病，组方遣药遵循"君、臣、佐、使"原则，用药平和，对于中药的应用主张既要遵循前人的经验，又要吸收现代药理毒理的研究成果，扬长避短，充分发挥中医的优势，形成诊治心脑血管疾病的独到见解。

根据老年心脑血管疾病以虚、痰、瘀为主要病机，且三者相互影响、相互转化的特点，李锡光主张治疗心脑血管病时总以补虚、祛痰、化瘀为基本治法。一是重在补虚，尤其重视补益气血。二是注意祛瘀化痰。痰、瘀是标，治标以疏通为贵，应避免黏腻；虚是本，治本是扶正补虚，以恢复脏腑阴阳及气血津液的功能，从而消

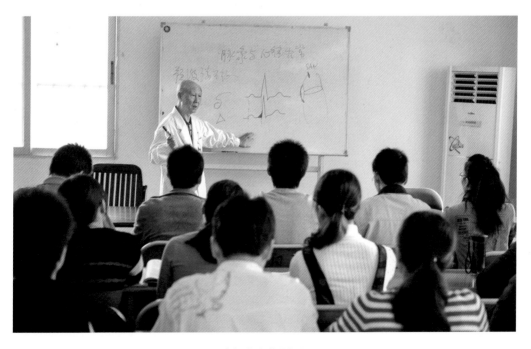

李锡光为学生授课

全国名老中医药专家传承工作室

除产生痰、瘀的根源。特别是对于胸痹心痛（冠心病心绞痛），他总结其发病规律、辨治规律，提出了自己独到的理论见解和治疗方法，自拟"养心通脉方"用于临床，每获良效。

2003年1月，李锡光经卫生部、国家中医药管理局和人事部遴选确定为第三批

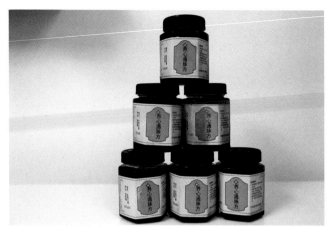

养心通脉方

全国老中医药专家学术经验继承工作指导老师。2010年，为推广应用李锡光的学术思想及临床经验，加强名老中医学术思想和临床经验的传承和创新，培养一批高层次中医药人才和新一代名中医，李锡光全国名老中医药专家传承工作室获批立项成立。

在3年建设期间，工作室成员通过收集整理李锡光诊治心衰病、胸痹心痛、眩晕的典型病例，归纳、整理、分析其用药经验，形成了关于心衰病、胸痹心痛、眩晕的诊疗规范，在心血管内科广泛应用，并逐步融入医院临床教学中，成为广西中医药

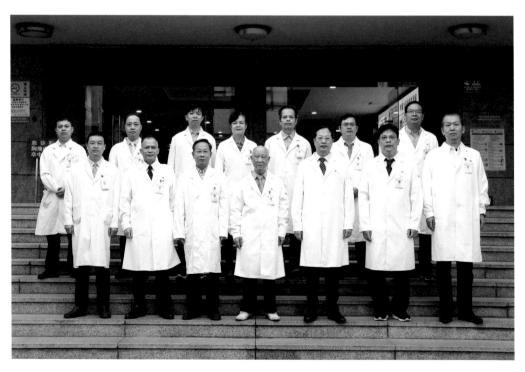

2022年，李锡光全国名老中医药专家传承工作室成员合影

医道传承

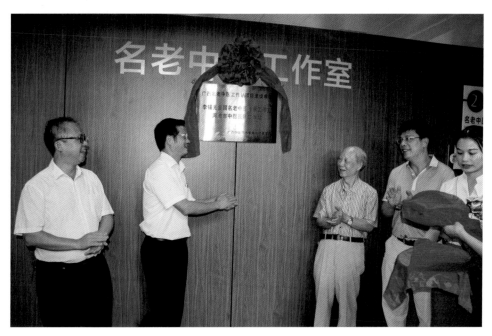

李锡光全国名老中医药传承工作室河池市中医医院工作站揭牌成立

大学第一附属医院心血管内科的特色优势并向全区中医医院推广。同时总结出版了《桂派名老中医·学术卷·李锡光》《桂派中医大师专病经验集》等学术专著。

如今，李锡光全国名老中医药专家传承工作室有成员 13 人，其中高级职称 11 人，含博士研究生 6 人、硕士研究生 2 人，拥有名老中医临床经验示教诊室、名老中医示教观摩室、名老中医资料室，配备十二导同步多功能心电分析系统、电子处方管理系统等先进的办公教学设备。

敬畏生命，以身作则践行"大医精诚"

医生能在危急时挽救患者生命，过硬的技术和本领必不可少，但某种程度上，更重要的是"责任心"——一种对生命的敬畏和负责的态度。

在广西中医药大学第一附属医院，李锡光不仅是一位当之无愧的医院元老，同时也是一位名副其实、受众人尊敬的有德之师。他是医院里带学生最多的名老中医之一，他当年带过的学生、徒弟后来或成为医院领导层的骨干，或成为出色的一线医生，遍布医院的每一个科室。比如黄贵华院长、李成林党委副书记、卢健棋副院长等领导干部都是他一手带出来的学生，医院里参加过他的心电图培训课的医生更是不计其数。

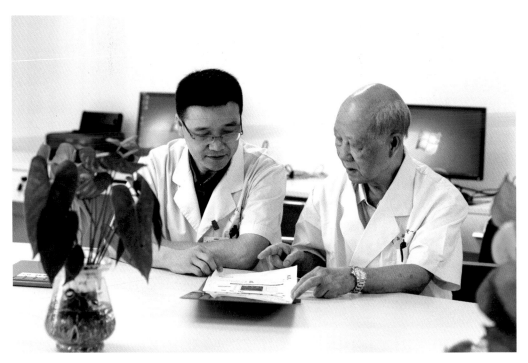

薪火传承，李锡光耐心指导弟子

　　李锡光反复强调"为医之道，首重医德"。他进行临床工作与经验教导时，常常讲述中国古代医圣孙思邈在《大医精诚》中所提的"若有疾厄来求救者，不得问其贵贱贫富，长幼妍媸，怨亲善友，华夷愚智，普同一等，皆如至亲之想"之言，并反复告诫弟子们：要做一名合格的临床医生，首先必须具备高尚的医德，没有高尚医德的人不是真正的医学人才。

　　"夫医者，非仁爱之士不可托人。"医生的职责就是治病救人，生死瞬息，不得有半点马虎，李锡光强调为医者必须要有仁爱之心和高尚的医德，并痛斥那些没有德行的医生为人类"生灵之巨贼"。

　　李锡光不仅是这样说的，而且是这样做的。有一次，一位农村来的患者找他就诊，取药时发现所带的钱不够，就要求他将6剂药改成3剂药，他了解情况后，主动为患者垫付了所差的药费。碰到病重需住院的患者，他总是在开好住院证后反复叮嘱应注意的事项，第二天还不忘询问该患者的病情。而每次门诊出诊时，他总是第一个到达专科门诊，患者很多时，他总是耐心细致地看完最后一个患者，从无一丝怨言。

　　日常工作中，李锡光对每一个患者都一视同仁，认真负责，热情，细心，急患者之所急，想患者之所想，从最细微的地方关心患者，体贴患者，把患者的事当作最大的事，把行医治病、解除患者的痛苦当作自己生命的全部意义。

　　李锡光用实际行动践行着"大医精诚"的理念，成为后辈终身学习的楷模。正

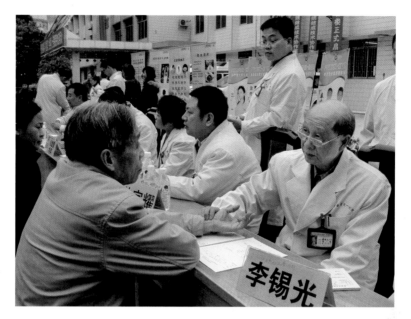

李锡光依旧坚持为群众义诊

因为他心里时刻装着患者，所以受到了患者的尊敬和爱戴，无数患者慕名而来求医问诊后，都感激救他们脱离疾病苦海的李锡光。

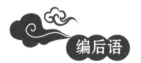

编后语

　　50年来，经李锡光诊治的患者不计其数，他用精湛的医术，创下了一个又一个起死回生的奇迹，用博大的爱心赢得了许多患者的信任和赞誉；50年来，他不辞劳苦，言传身教，释疑解惑，培养了无数的后辈人才，桃李满天下；50年来，他一路走来，成为患者眼中的"苍生大医"，也成为业界学习的楷模。

　　如今，李锡光仍在广西中医药大学第一附属医院坚持坐诊，每周出诊4次，继续他治病救人的事业。他一生最辉煌的时光献给了广西中医药大学第一附属医院，而医院也回报给他这一生最值得珍视与自豪的荣誉。2011年11月，李锡光获广西中医学院第一附属医院授予"终身荣誉奖"。2012年4月，李锡光被广西壮族自治区卫生厅、广西壮族自治区人力资源和社会保障厅授予"桂派中医大师"。

## 医教研协同深耕内科
## 传承中医妙解疾厄

董少龙（1949—　），汉族，广西钟山人。主
任医师，二级教授，第四批全国老中医药专家学
术经验继承工作指导老师，广西名中医，桂派中
医大师，广西中医药大学第一附属医院脑病学科
学术带头人。在治疗中风（中风先兆、急性期、
后遗症期）、眩晕症、失眠症、头痛、帕金森病、
癫痫、抑郁焦虑症、老年痴呆症、带状疱疹等疾
病及保健养生调理、内科杂病、舌诊研究方面积
累了丰富的经验。

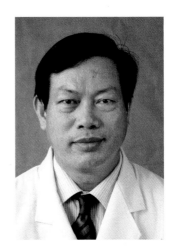

领衔专家：董少龙

随共和国诞生，伴共和国成长。这是一名有着差不多半个世纪医龄的老中医，也
是一名见证了广西中医药大学第一附属医院中医药事业发展史的名老中医，他就是全
国老中医药专家学术经验继承工作指导老师董少龙。

有了诸多的荣誉与磨炼，董少龙依然秉承"悲悯为怀，精益求精"的院训和
"仁爱、敬业、精进、务实"的医院精神，以坚定的信念发展中医事业，以精湛的医
术造福广大患者，以高尚的医德全心全意为患者服务。

对董少龙来说，与中医相识相伴，是一个妙不可言的缘分与机遇。自少年起，董少龙便辗转广西壮族自治区富川瑶族自治县等多地求学。1969 年，董少龙高中毕业后曾回乡务农，也曾担任过村小学的代课老师。当时他以为，自己就会这么平凡、平静地走过人生历程，然而，2 年之后，一个机会改变了董少龙一生的命运。

1971 年，全国高校恢复招生，董少龙被选送到广西中医学院学习中医，从此他的命运与中医紧紧连在了一起。1974 年，董少龙从广西中医学院毕业后留校，分配到中医内科教研室从事教学、医疗、科研工作，至今仍然耕耘在中医药传承、创新、发展这块土地上。

从青丝到白发，董少龙在这里工作了 40 多年，见证了医院中医药事业的发展变化过程，也陪伴和帮助医院一同进步，一起成长。

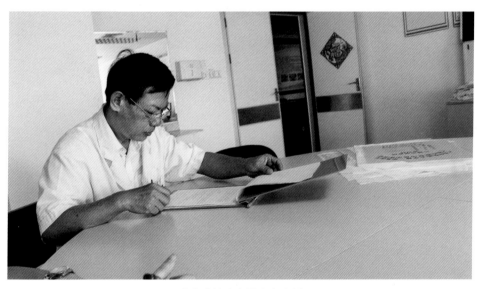

董少龙认真查看患者病例

"当时医院整个内科系列只有 4 个科室呢！"说起刚到医院时的经历，董少龙总是眉飞色舞、嘴角含笑，不由自主陷入那一段珍贵又模糊的过往。从当年那个没有CT 与核磁共振设备的年代发展至今，内科已从 4 个科室发展为 13 个科室，医院也在原址重建启用了新的住院大楼，各类高精尖仪器设备更加齐全，还建设了仙葫新院区……医院的整体医疗及业务水平在不断提升，完成一次又一次的突破。董少龙见证了医院一步又一步的变化，常欣慰地笑言："这是许多广中医人一代一代下来共同努力的结果。"

这些年来，尽管各类行政岗位多次向董少龙抛出橄榄枝，但他仍选择致力于临床一线工作。从医40多年，董少龙先后担任医院医教科科长，内二科（神经内科/消化内科）副主任、主任，大内科主任，中医内科教研室主任。其中，他在担任内二科主任、脑病科主任，全面主持工作15年期间，致力于推进科室建设，和科室全体医务人员诊治了无数个危重和疑难杂症病例。

在临床诊治过程中，董少龙坚持"先中后西，能中不西，中西并用"的理念，利用西医的知识诊断疾病，辅助治疗，同时积极将中医药理论运用到临床上来，结合中医"望闻问切"四诊信息，把握基本病机，病证结合，发挥中医药特色优势，不断提高临床疗效。尤其在脑血管病、帕金森病、癫痫、眩晕症、头痛、失眠等中医内科疑难疾病的治疗方面积累了丰富的经验。

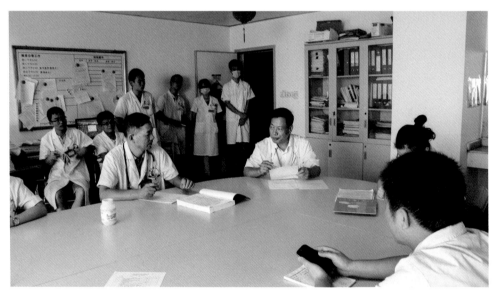

董少龙组织开展临床一线病例讨论

凭着多年的中医理论沉淀，以及长期的临床经验积累，董少龙逐步成长为科室骨干力量和医院拔尖专家，以过硬的业务能力和临床水平受到广大患者的认可。

## 信手拈来祛病，中医诊疗特色优势鲜明

董少龙为人正直诚恳，对患者充满爱心和责任，治学严谨、笃行，勤于思考，善于总结，通过不断地学习，逐渐从一名普通的内科医生成长为国内知名度很高的专家。他在临床诊疗时，特别重视舌象的临床辨证与中药汤药的使用。

"望闻问切"是中医独具特色的诊疗方式，舌诊正是望诊之一。"舌象在辨证中往往可以起到一锤定音的作用。"董少龙在临床辨证中尤重舌象，并形成自己的舌诊心得。

★舌质淡，舌体胖大，舌边有齿痕，常为气虚、阳虚、血虚等证，宜用益气、温阳、补血药方；

★舌质暗淡，舌体胖大主气虚血瘀，用益气活血药方；

★舌红、苔黄腻主热病，湿热内盛，温胆汤或黄连温胆汤主之；

★绛红舌，舌干，舌面干燥少津无苔为肝肾阴虚，阴津不足证，治以滋阴清热，生津止渴，益气养阴；

★暗紫舌，舌色暗紫，晦暗不润泽，舌干为气血瘀滞，阴液不足证，治以滋阴活血；

★暗淡舌，舌色暗淡，舌体胖大，舌中苔厚为脾虚，气虚血瘀，湿邪内蕴证。治以健脾益气，活血祛湿等。

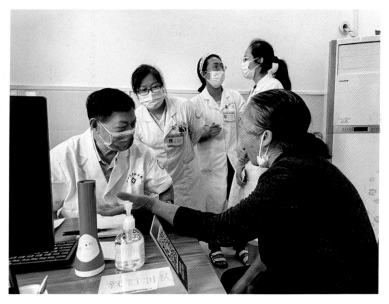

董少龙在基层义诊中为群众看舌象

在治疗时，董少龙推崇使用中药汤药治疗疾病。他认为，可随症加减、灵活应用的汤药是中医最大的优势与特色，最能体现中医的学术水平。他撰文发表于《中国中医药报》，文中呼吁"临床多用汤药"。但他也强调"应用的前提仍是辨证，只要辨证准确，不仅治疗脑病效如桴鼓，治疗其他类疾病也会信手拈来"。

2002年12月，马山县韦先生出现肌肉萎缩，全身肌肉极度消瘦，一米七几的个头被折磨得只剩下七八十斤，生活完全不能自理，先后辗转广西各大医院，但治疗效果不理想。眼看病情日益加重，家人万分着急，经介绍找到董少龙，表达了想寻求中医治疗的愿望。董少龙本着"医者仁心"的宗旨迅速帮助韦先生办理入院手续。

当时，韦先生西医诊断尚不明确，但董少龙根据韦先生的症状辨其中医诊断为痿病。他根据中医"脾主肌肉、四肢"的理论，再加以辨证，为患者确定了"益气健脾"的治疗大法，选用最基础的方药"四君子汤"加味，并辅以针灸治疗等。

经过 2 个月的治疗，韦先生体重逐渐增加，从最初的不能站立到在家人搀扶下可下地行走。半年后再次回访，韦先生已能自己走路、开车。韦先生对别人说起自己的经历时，常常感动地说："没有他们就没有我的生命，感谢董主任以及他们科室全体医务人员！"

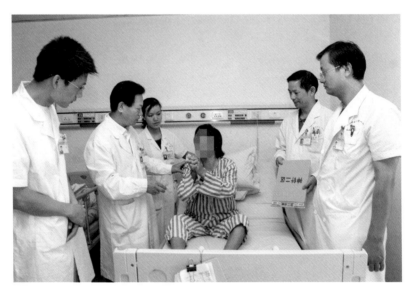

董少龙查看患者病情

董少龙既往治疗的患者中还有一位曾姓老者，该患者 2003 年因为脑血管病合并肺部感染在外院治疗，但是因为西药副作用大，而无法坚持用药，病情每况愈下，已处于病危状态。患者老伴不忍放弃，抱着一线希望转到广西中医学院第一附属医院治疗。董少龙根据患者"年老体弱，气血阴阳亏虚"的证候，先给患者以扶持正气、调理脾胃，然后中西医并用。经治疗 3 周，患者病愈出院，为表示感谢，还特地送了一面"祖国中医发扬光大，治病救人医术超常"的锦旗。经此一事，患者及老伴对中医非常崇拜，对董少龙本人也极为信任，多年来，老两口不仅成了他的"铁杆粉丝"，而且和他成了朋友。

正因董少龙在医术上追求精益求精，在医德上坚守从医初心，他深受患者认可与喜爱，被患者们评价为"严谨、仁慈、值得信任"的好医生。

## 医教研一体化，开拓创新注重中医传承

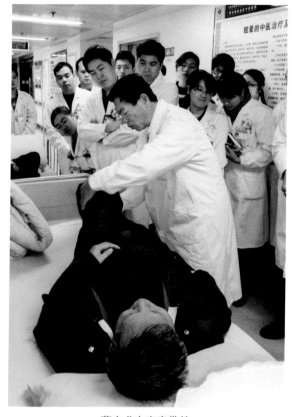

董少龙在查房带教

多年以来，除了注重医疗技术水平的提高，董少龙还注重科研工作的开展及临床教学的传承，逐步形成了以临床为主导，与教学、科研相支撑的"医、教、研"三位一体的特色临床发展模式。

在开展科研工作时，董少龙尤其重视中医急症的研究。早在20世纪90年代，他根据医院中风患者较多的情况，开展了中风急性期的研究，研制了"梗塞通"胶囊治疗急性脑血栓，并获广西壮族自治区卫生厅立项；1996年圆满完成了临床研究与实验研究，并通过了成果鉴定。这是广西中医学院第一附属医院有史以来的第一个科研成果，标志着医院科研成果实现零的突破。

此后，董少龙又与广西中医学院药学人员一起成功研制了"水蛭注射液"，用于治疗脑出血急性期。"水蛭注射液治疗急性脑出血临床研究与实验研究"获广西壮族自治区卫生厅立项资助，2002年，董少龙圆满完成课题研究，通过了专家成果鉴定。该成果2003年获广西中医学院优秀科技成果奖二等奖，2004年获广西医药卫生适宜技术推广奖三等奖。

在多年的"医、教、研"实践生涯中，董少龙领悟了中医"治病求本、本于阴阳"的道理，遵循"立足中医，古为今用、洋为中用，先中后西、能中不西、中西并用"的理念，成为新一代中医传承人。

董少龙认为，"师带徒"是中医传承的有效途径。他致力终生奉献于教学事业，鼓励年轻医生多跟师临证。自毕业起他就未曾脱离过教学一线，早年留校任教、在下级医院开门办学，后受聘为中医传统班师带徒指导老师，多年积极参与课堂教学、临床带教和硕士研究生、年轻医生的培养、指导。

"为医要有仁心，为学要有恒心，临证要有信心，诊治要精心，熟读经典，勤于临床。"董少龙常常孜孜不倦地教诲年轻医生，一批又一批的年轻医生在他的带领下成长，许多人已成为各大医院的青年骨干、中流砥柱。

2003 年，董少龙被广西壮族自治区卫生厅、广西壮族自治区人事厅授了"广西名中医"称号，2012 年被授予"桂派中医大师"，同年国家中医药管理局确定其为全国名老中医药专家传承工作室建设项目专家。

自董少龙名医工作室建立以来，初步构建了一支开拓创新的传承人才梯队，团队由窦维华主任医师、古联教授、黄选华主任医师、张青萍主任医师、黄勇华博士、吴鹏副主任医师等众多名专家组成，窦维华主任医师担任负责人。工作室平时注重

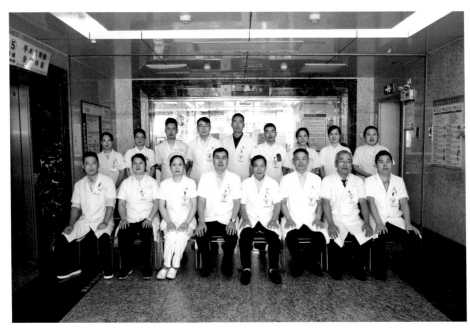

董少龙全国名老中医药专家传承工作室成员合影

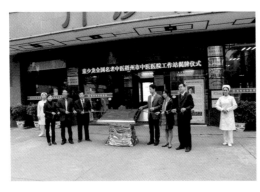

董少龙全国名老中医梧州市中医医院工作站揭牌仪式

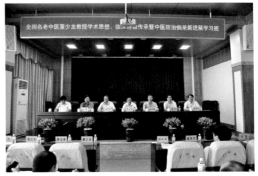

工作室举办全国名老中医董少龙教授学术思想、临床经验传承暨中医防治痴呆新进展学习班

医道传承

收集董少龙理论诊疗的音像、文字资料，采集典型病案，组织开展研究型继承工作；总结董少龙的学术思想、临床经验，并通过举办学术研讨、汇编典型医案、出版临证经验集、发表学术论文、开展科研项目等多种形式，弘扬其学术经验；深入广西各县、市级中医医院，成立名医工作站，带领名中医学术传承团队开展学术讲座、健康义诊、巡诊带教等对口指导工作。

　　工作室力图发挥全国老中医药专家学术经验继承工作指导老师董少龙的引领和辐射作用，把名中医团队的优势传承好并发扬光大，进一步传播名老中医的学术思想，推广中医药学术的传承和创新，提高中医药学术水平。

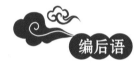

编后语

　　在董少龙心中，传承和弘扬中医药是每个中医人义不容辞的责任。跟随广西中医药大学第一附属医院一路走来，看着医院不断注入新力量、新希望，董少龙由衷感到高兴，希望能把自己的毕生所学、经验教训，传递给更多年轻医生，让医院的技术医疗服务水平得到更大的进步。

　　如今，董少龙虽早已退休，但坚持每周出诊3次，每周四到住院病房进行查房讲课，指导年轻医生开方用药，毫无保留地传授其学术思想和经验总结。"希望年轻医生能够坚持走好中医的路，把中医发扬光大，青出于蓝胜于蓝，为更多人解除病痛。"这是董少龙现下最朴实的心愿。

# 李桂贤全国名老中医药专家传承工作室

## 调运脾胃尽职守
## 继往开来展新姿

李桂贤（1956— ），女，汉族，广西容县人。主任医师，教授，硕士研究生、中医师承博士研究生导师，第五批全国老中医药专家学术经验继承工作指导老师，首届广西名中医。从事中医临床、教学及科研工作40多年，治学严谨，擅长中医脾胃病的诊治。2007年获广西科学技术进步奖二等奖（排名第二），获广西医药卫生适宜技术推广奖（排名第二）；2012年获广西医药卫生适宜技术推广奖三等奖（排名第一）；2018年获广西中医药大学第一附属医院首届学术传承贡献奖。

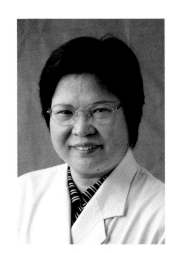

领衔专家：李桂贤

1975年，李桂贤就读于广西中医学院，由此步入中医殿堂。在校期间，她表现优异，1978年得以留校任教中医内科学。当年学校教学任务和附属医院的临床工作不在一起，她认为没有临床的基础教不出好的医学生，故而在自己教学工作的空余时间，主动请缨至广西中医学院第一附属医院承担临床工作。

多年的刻苦钻研和任劳任怨，李桂贤始终没有松懈，通过理论联系临床实践，既教好了学生，又提升了自己的临床能力。从1995年由广西中医学院调至广西中医学院第一附属医院内科工作至今，李桂贤从事临床、教学、科研等工作40多年，先后担任内五科副主任、消化内科主任和脾胃病科学科带头人，见证了医院和科室的不断发展。

## 请缨临床精医术，春风化雨四十年

　　一个医生的成长，需要经历长期的磨炼，没有哪位医生的从医之路是轻轻松松、一蹴而就的，即便是名医，也大都经历过面对疾病和死亡时的无奈。

　　从医以来，李桂贤一直秉持"医者仁心，大医精诚"的理念。她认为，医者首先要有仁爱之心，才会对患者的病痛感同身受，才能激发出医者为患者尽心救治的斗志。仅有仁爱之心，没有精湛的医术，很多时候也是有心无力。为此，她精研中医经典，旁及诸家学说，虚心向名医名师跟诊学习，善于总结和学以致用，临床辨治水平不断提高。

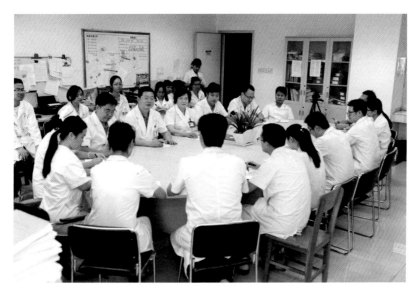

李桂贤在临床一线进行病例讨论

　　李桂贤常常说："脾胃为后天之本，气血生化之源"，"人食五谷杂粮，保不住不生病"。脾胃消化系疾病是临床常见病、多发病，正是基于这些认识，她选择了"脾胃"这个方向。"脾虚则五脏俱虚"，"有胃气则生，无胃气则亡"。很多疾病的发生、发展及转归均与脾胃有着密切的联系，因此在临床疾病的诊疗过程中尤其要重视调理中焦，顾护胃气。

　　经过多年的不息学习与临床实践，李桂贤对脾胃病证及肝胆疾病的研究有了一定的造诣，创立了"以和为纲"的中医学术体系。治病以"调气和中"为法，强调整体，突出局部，衷中参西，优势互补；注重辨证与辨病相结合，重视气机升降理论的临床应用，调和肝脾气血，继承和发扬传统学术思想。在临床实践中，抓住气机升降失常为内伤病变的主要病机，三因制宜，调其脏腑气机顺逆，灵活采用升清

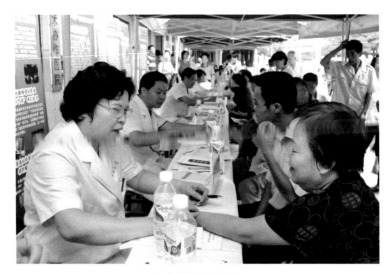

李桂贤为群众义诊

降浊之法治疗脾胃病、肠道病证及肝胆疾病，疗效显著，赢得区内外众多患者的高度赞誉。

## 悬壶济世尽职守，医者仁心怀慈悲

中医不仅仅是一门治病的学科，更是一门蕴含着中国传统文化和哲学智慧的科学。李桂贤常讲，学中医要做真中医，不要做假中医，看病时要保持中医思维，可以现代化，但是不要西化。她临床治病或内或外，或妇或儿，总以调运脾胃为旨，以博学、开放、包容的学术胸怀，坚持中医思维。

20 世纪 90 年代，李桂贤曾医治一个身患白血病的 9 岁孩童。该患儿原在上海市某大医院治疗，当时医院已诊断为"不治之症"，通过放化疗或许能维持几年寿命，其父母伤心至极，但不肯放弃。经人介绍遂慕名求诊，李桂贤通过望舌按脉后初步判断为"非不治之症，中医尚有回转之机"。

李桂贤提出"怪病疑难从中治"，认为只要中土健运，万物则生化不竭，生命亦生生不息。遂予经验方调气和中散加减，服药 20 剂后，患儿因化疗脱发的头顶上重新长出了黑发。因患儿仍继续在上海住院接受西医治疗，故对院内西医专家隐瞒其中药治疗情况，后复查各项指标均已恢复正常，当时主治医师大为惊叹，一再追问下家属才告知医生实情。而后断续服药 3 年，患儿诸症消失，精神状况良好，身康体健。一家人心怀感恩，治病疗疾恩同再造，遂让患儿拜李桂贤为义母，至今常有联系，胜似亲人。之后，患儿顺利长大，大学毕业后于 2018 年结婚。

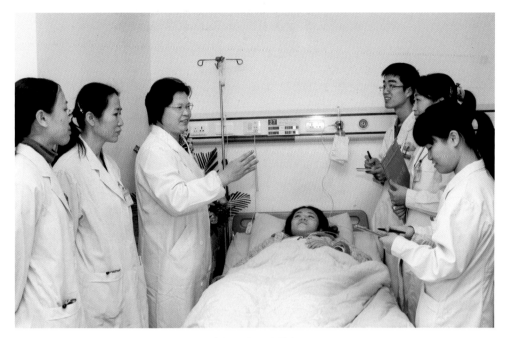

李桂贤在查房带教

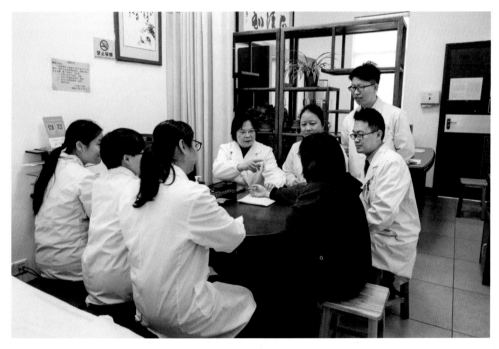

李桂贤在门诊看诊带教

多年以来，李桂贤对工作尽职尽责，对待患者耐心、细心、爱心，受到同事和患者的普遍好评，多次获评广西中医学院"十佳医师""医德标兵"称号。2007年被广西媒体报道评为"感动邕城百姓好医生"。

## 承前启后结硕果，五洲桃李叶成荫

"一个人的能力和时间都是有限的，如果能够带动更多的人就能够更好地为人民的健康服务。"作为一名医生、一名教师，同时也是一名共产党员，李桂贤多年来一直重视中医学术传承。

这些年，李桂贤先后培养中医师承博士研究生 1 名、硕士研究生 40 多名，传承师带徒近 20 名，把自己积累的经验和心得毫无保留地

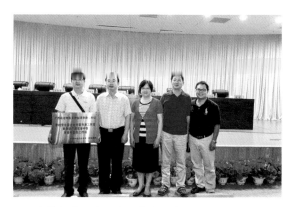

李桂贤全国名老中医药专家传承工作室容县中医院工作站揭牌

传授给学生。弟子陈国忠现为第三批广西名中医、广西中医药大学第一附属医院脾胃病科一区主任，弟子林才志为国家中医药管理局科普巡讲专家。

李桂贤成为第五批全国老中医药专家学术经验继承工作指导老师，2016 年 8 月，李桂贤全国名老中医药专家传承工作室获批成立。工作室系统整理、总结、继承、创新李桂贤在中医脾胃病诊治方面的临床经验与学术思想，为临床、教学、科研培养一批高层次中医药专业人才。同时围绕名老中医学术经验开展交流研讨，促进中青年医师学习整理和总结名老中医学术经验。

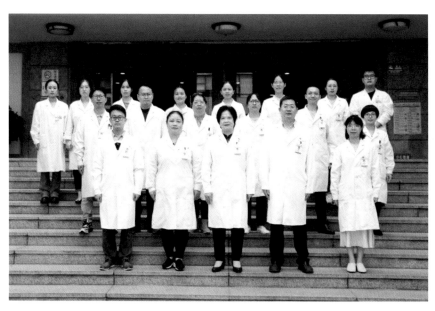

2022 年，李桂贤全国名老中医药专家传承工作室成员合影

李桂贤全国名老中医药专家传承工作室现有成员共 12 人，工作室负责人为陈国忠。工作室经过多年挖掘整理李桂贤教授的学术思想及临床经验，整理出版了著作《名老中医李桂贤脾胃病临证治验荟萃》《名老中医李桂贤医案医话辑要》，发表学术论文 20 多篇，科研立项 5 项，形成优势病种诊疗方案 6 个。其间，工作室已有 2 人晋升主任医师，4 人晋升副主任医师，6 人晋升主治医师，学术经验传承及人才队伍培养成效显著。

如今，李桂贤已退休，本可以安享晚年，但余热尚存，精神尚在，每周仍坚持出诊带教两个半天，为患者解除病痛，为学生提供指导。

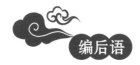

## 编后语

在 40 多年的中医临床工作中，李桂贤见证了医院建设和医疗环境翻天覆地的变化。

她看着医院规模从 1 个院区，发展到今天的 2 个院区、1 个分院、多个社区服务站。医院环境从简陋破旧到完善新颖，医疗设备从无到有，医疗技术从弱到强，学科更加齐全，技术更加精湛，广西中医药大学第一附属医院不再是人们所说的"慢郎中"，中西医协同救治急危重症成效显著，彰显中医优势。员工从她入职时的 100 多名至现在的 3000 多名，职工福利得到较大改善，幸福感满满。

"金杯银杯不如老百姓的口碑。得到这么多的荣誉，离不开培养我的广西中医学院和广西中医药大学第一附属医院。衷心祝愿广西中医药大学第一附属医院能够继往开来，取得更大成就，李桂贤全国名老中医药专家传承工作室扎根邕城，服务大众，只要患者有需要，都可以前来询医问药，为百姓健康保驾护航。"李桂贤如是说。

# 四十余年从医路

## 中西医结合守护老年患者

钱海凌（1952—　），女，满族，河北沧州人。主任医师，二级教授，第五批全国老中医药专家学术经验继承工作指导老师。擅长运用中西医结合方法防治高血压病、冠心病、心律失常、高脂血症、心力衰竭等心血管疾病及呼吸系统等疾病，对老年病的防治有深入研究。

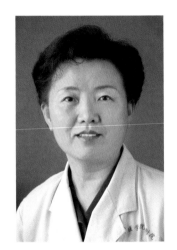

领衔专家：钱海凌

回望40余载行医路，钱海凌显得很平静。从青海医学院（今青海大学医学部）临床医学专业毕业后，她就来到了广西中医学院第一附属医院，在这里，她跳出西医专业的固有思维，刻苦钻研中医理论，成功总结出了自己的一套学术思想。

陪伴着广西中医药大学第一附属医院成长起来的钱海凌，既能下基层施技救人，又能埋首于书海中潜心研究，更带出了许多骨干医生，为中国的医疗事业添砖加瓦。

医道传承

## 深入基层，树立行医信念救死扶伤

46 年前，钱海凌来到了广西中医学院第一附属医院，当时医院规模小，只有200 多名职工，医疗条件相对较落后。作为一名年轻的医生，一切都要从基层做起。除了医生本职工作，在不同病房、急诊及门诊轮岗之外，还需身兼保洁员、护理、护工及尸体搬运等工作。

钱海凌仍记得，当初在急诊值班时，经常需要去到几十公里外的三塘、四塘和吴圩等村子接诊患者。有一次是在寒冷的冬天，她和同事在下午 6 点接班，随后被派去四塘出诊，碰到一位急腹症患者，因路窄车子无法进入，钱海凌只能和护士、司机一起在没有路灯的乡村道路上摸黑进村。

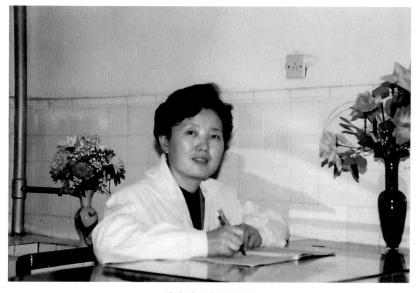

钱海凌早年工作照

当钱海凌接到患者时，对方已是休克状态，经现场对症处理、血压恢复后，众人才合力把患者用担架抬起来。"我们四个人吃力地抬着患者走在乡间小路上。当时天寒地冻，四周漆黑一片，时不时传来几声犬吠声。"钱海凌对此仍印象深刻，从小在城市长大的她当时已心生怯意，但是为了患者，她只能咬咬牙，摇摇晃晃、颤颤巍巍地把患者抬到救护车上送回医院。

当晚回到医院已是凌晨 4 点多，钱海凌身上渗着汗水，一身疲惫，还得继续投入抢救工作中。这种看似平淡又艰辛的日子不知重复了多少遍，但是每当想放弃的时候，钱海凌总会告诉自己，这样做能够挽救一条条生命，疲倦的身心也得到安慰，感觉再辛苦也是值得的。

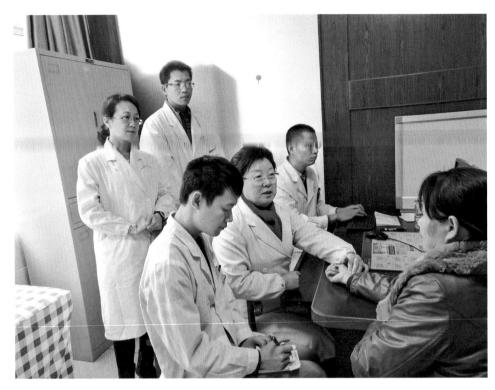

钱海凌为群众义诊

作为一名合格的医生，除了具有责任感、使命感，还得兼备谨慎细致的处事方式。钱海凌曾接诊过一位中年男性患者，因上腹痛半天来就诊，患者本是想挂脾胃病科看病，正巧那边医生下班了，于是来到她出诊的心血管病诊室想开些中药调理。

但是凭着多年的临床经验及对心血管疾病的敏感性，钱海凌还是强烈建议患者去做心电图检查，结果发现是急性心肌梗死。于是钱海凌便按照急性胸痛流程，紧急将其收入病区进行抢救，患者也因此挽回了性命。

正因如此，往后的日子里，她反复告诫年轻的医者，在行医过程中，切莫掉以轻心，一定要做到谨慎细致。

## 潜心研究，中西结合守护老年患者

钱海凌虽是西医院校毕业，但在行医的初始阶段中，她受到中医知识的熏陶及中医文化的感染，逐渐被中医学的博大精深所吸引，于是她便参加了广西中医学院"西学中"班，接受专业系统的中医教育。为进一步深造学习，她又就读广西中医学院研究生班。

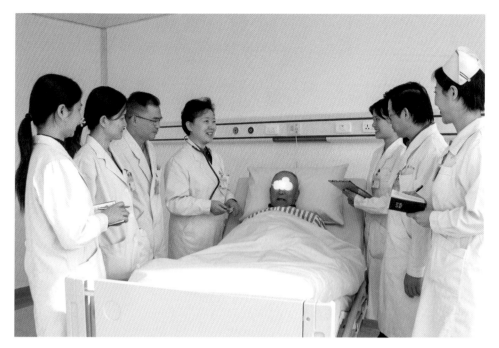

钱海凌在查房

多年来，钱海凌精心研读《素问》《内经》《伤寒论》《医林改错》等经典著作，深思敏悟。她通过专业的学习和日常临床实践不断地摸索思考、融会贯通，磨炼出深厚的中医功底，尤其在血瘀理论方面研究颇深，总结出了一套自己的学术思想，临证组方做到治病求于本，用药少而精。

钱海凌提出了"津血同源，活血利水"治疗高血压病的观点。根据多年临床经验，钱海凌自拟的活血利水方在临床上疗效颇佳，并开展了一系列的科研课题研究，获广西医药卫生适宜技术推广奖三等奖2项。广西具有丰富的壮医药资源，钱海凌在老年心血管疾病的治疗中，多重视兼顾健脾祛湿，清利湿热，并融入壮医药理论，结合壮药治疗老年心血管疾病。

★对于脾虚湿困患者，常配合使用土茯苓、薏苡仁、番木瓜、灯心草等能通调三道两路、健脾利湿等作用的壮药；

★对于本虚为主的老年心血管疾病患者，常配合使用壮药扶芳藤以补虚强身；

★对于冠心病、高脂血症的患者，可配合使用绞股蓝、苏木、龙血竭等地方壮药；

★浴足活血通络常配合用石楠藤、宽筋藤、络石藤、千斤拔、肿节风等壮药，疗效满意。

2001年后，钱海凌长期担任医院老年病科的主任，同时兼任省级保健专家，在养生保健，特别是老年病、心血管疾病的养生康复方面颇有心得。她坚持用中西结合的方法，指导老同志们治病养生，提倡"治养结合，未病先防，整体身心治疗"，提高了患者的生活质量。

钱海凌的患者中有许多老红军，这些老红军曾奉献革命事业，年迈时身体多数合并症较多，且长期服用药物，对肝肾功能影响较大。而中医在治疗心血管疾病及老年病上有一定的疗效及优势，针对老年患者体弱多病、症状兼杂、口服药物种类繁多、代谢差等特点，钱海凌使用中药浴足、中药穴位贴敷、中药热熨治疗等中医外治法，疗效得到肯定，颇受欢迎。其中老红军黄荣和陈岸等长期在老年病科住院治疗，在钱海凌的调治下，均年过百岁高龄，创造了多病老红军享年100多岁的奇迹，得到老红军们一致的赞扬和信赖。

钱海凌对老同志们心怀敬佩与感恩，面对他们提出的各种问题，总是笑脸相迎，不厌其烦，耐心解答；遇到悲观消极、精神不振的老同志就积极开导，遇到需要帮助的老同志就及时施以援手；对患者如家人般嘘寒问暖，即使逢年过节也挤出时间看望慰问他们。此外，每年重阳节、中秋这些重大节日，病房里都会举办老年朋友联谊会，医患同台表演，其乐融融。

不少老同志都称赞，广西中医药大学第一附属医院老年病科不仅仅是病房，更像一个大家庭，像家一样温暖。

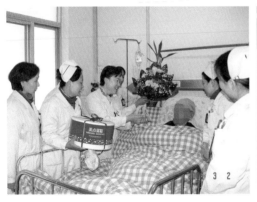

钱海凌在病房查房并给老革命干部庆祝生日

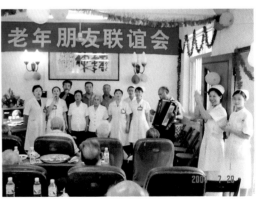

2004年老年朋友联谊会合影

## 教书育人，传承精髓造福广大患者

钱海凌长期从事临床教学工作，承担了"西医诊断学""内科学"等教学任务及硕士研究生培养工作。2005年，钱海凌在广西中医学院教学评估中获个人教学评估勋章。她授业解惑，循循善诱，尽心尽力育人，桃李满天下，先后培养硕士研究生 20 多名，已有数名硕士研究生继续深造并获博士学位，成为本专业的技术骨干。

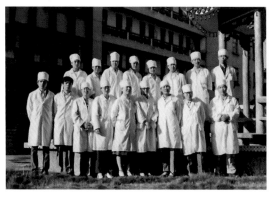
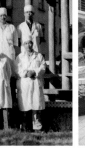
医院技术骨干人员合照

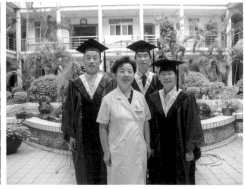
钱海凌与硕士研究生合影

钱海凌多年在临床治疗和理论研究上的建树，也让她成为医院学术上的中流砥柱和学科带头人。其医术水平得到广大患者的认可，学术地位也得到了区内甚至国内同行的认可，最终成为广西名老中医及第五批全国老中医药专家学术经验继承工作指导老师。

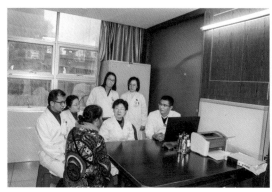
钱海凌师带徒门诊看诊

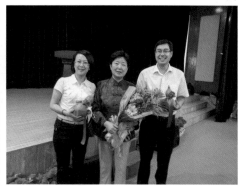
第五批全国老中医药专家学术经验继承工作
指导老师钱海凌及学术经验继承人黄琛、古联

为了更好地传承和发扬名老中医学术思想及经验，2018 年，钱海凌全国名老中医药专家传承工作室项目立项。工作室依托医院心血管内科二病区，以中西医结合防治心脑血管疾病、老年病为主要研究方向。

目前，钱海凌名医工作室共11人，其中主任医师5人、副主任医师2人，主治医师2人、住院医师2人，博士研究生2人、硕士研究生8人，由老中青不同年龄层次人员组成，在临床、科研、教学各方面都有较强的能力和水平。

工作室致力继承和发扬钱海凌的学术思想和临床经验，自成立以来，团队人员积极开展传承名老中医专家的研究工作，对钱海凌的学术思想、诊疗经验、临床用药特点等方面进行全面系统整理、归纳及总结，在文献总结整理、临床研究、学术继承和临床应用等多方面继承和发扬名老中医的学术思想和临床经验，取得了一定的成效。工作室形成系统的诊疗方案4个（心衰、胸痹心痛、心悸、眩晕），并推广运用于临床和教学之中，出版书籍2部。

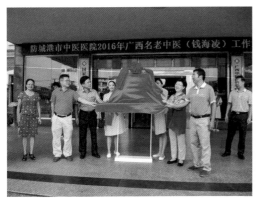

防城港市中医医院2016年广西名老中医（钱海凌）工作站揭牌仪式

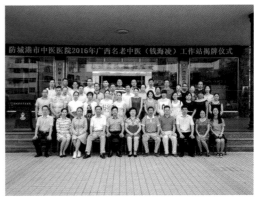

防城港市中医医院2016年广西名老中医（钱海凌）工作站揭牌仪式合影

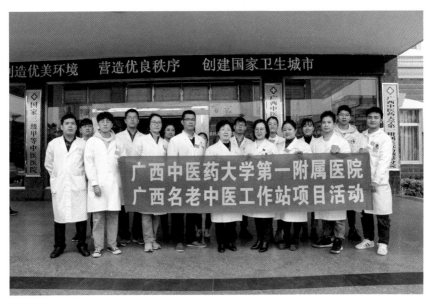

钱海凌工作室团队下乡义诊授课

工作室建设期间举办省级及以上中医药继续教育项目 3 次，培训医务人员上千人次；将钱海凌的学术思想辐射到基层医院，与防城港市中医医院成立了广西名老中医钱海凌工作站，通过跟师学习、学术讲座、教学查房、病例讨论及义诊活动等多种方式传承及宣传广西名老中医钱海凌的学术思想及临床经验，带动基层医院的中医学术氛围，造福广大医生和患者。

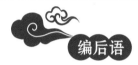

## 编后语

钱海凌从医 40 多年，作为广西中医药大学第一附属医院老一辈专家，一直兢兢业业，刻苦钻研，秉持治病救人的理念前行。她心系患者，退休后仍坚持出门诊看病。

钱海凌常常对弟子谆谆教导："不辜负患者'以性命相托'，无愧于内心，尽心尽责。"

## 闵范忠全国名老中医药专家传承工作室

### 躬耕五十年精业崇德
### 心系中医药"医"路传承

闵范忠（1939—　），男，汉族，山东济南人。主任医师，二级教授，博士研究生导师，第五批全国老中医药专家学术经验继承工作指导老师，全国名老中医药专家传承工作室领衔专家，第一批广西名老中医。临床医疗主诊外感疾病和各种内伤杂病，尤其擅长诊治肝胆脾胃肠等消化系统疾病。从事中医临床、教学、科研工作50多年，发表学术论文40多篇，出版学术专著3本，科研成果获广西科学技术进步奖。1996年退休后返聘至广西中医学院仁爱分院中医内科工作至今，兼任澳门中西医结合研究会荣誉主席。

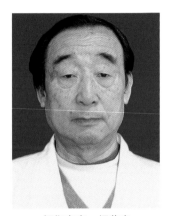

领衔专家：闵范忠

投身中医事业50多年，闵范忠在中医学领域上造诣颇深，擅长肝胆脾胃肠疾病及肿瘤等内科杂病的中医诊治，临床疗效卓著，颇受人们的赞许。但他始终保持谦虚求上进的心态，求知若渴，"学无止境"是他一生的坚守。

"一个人要活到老，学到老！"在闵范忠看来，医者除了要有仁心，医术更关键，掌握更全面的医疗知识、做出最准确的治疗是医生最大的职责。

在闵范忠年少时，他的母亲经常犯胃病，时而觉得疼痛难忍，时而呕吐泛酸，但当时的中医大夫仅用了两副中药，加之外调内养，不出两周就治好了困扰母亲多年的"顽固胃疾"。

从那时起，闵范忠就对中医产生了浓厚的兴趣，时常前往当时的医馆旁听大夫问诊。耳濡目染之下，闵范忠心中油然生起一种坚定的信念："我将来一定要学中医，学好中医，运用中医传统且辨证的思维为患者谋福祉！"

念念不忘必有回响。1958 年，闵范忠考入山东中医学院（今山东中医药大学）医学专科六年制班，中、西医专业各学习 3 年，通过 6 年专业学习，夯实了理论基础。1964 年毕业后，闵范忠被分配到广西中医学院内科教研室任教，还曾任广西中医学院大内科主任兼医疗系主任。

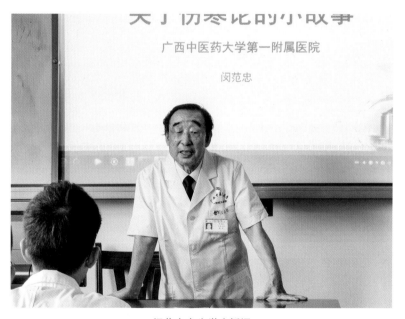

闵范忠在为学生授课

纸上得来终觉浅，绝知此事要躬行。离开学校步入工作岗位，闵范忠踏上了人生的新征程，他不断揣摩、探索并总结临床实践与理论知识的共性与差异，取长补短，求同存异，逐渐形成了自己独特的学术思想。

闵范忠在临床诊治中认为，中医辨证以"四诊八纲"为主，体现中医的"简、便、廉、验"的传统特点，他同时结合广西"多湿多热"的气候特点，将病性的"风暑湿燥寒火"与中药药性的"寒热温凉"结合起来，体现了中医药的极大优势。

诊疗时，闵范忠善于运用中西医理论解释问题，能做到抓住疾病的主要矛盾，既始终遵从中医的辨证论治，又与时俱进，将中医"望闻问切"的客观辨证与西医诊断学的微观辨证相结合，同时结合典型病例和国内外医学发展动态教授学生。

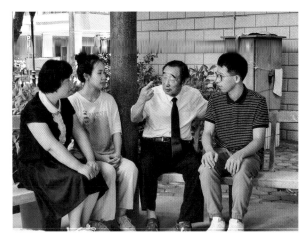

闵范忠为学生传授经验

在教学过程中，闵范忠向学生反复强调："作为中医人，要始终坚持中医理论与临床实践相结合。要真正相信中医，踏实学习中医，努力实践中医。"

## 以父母之心行医救人，在岗尽责守护患者生命健康

多年来，闵范忠因过硬的医术和医者仁心备受患者爱戴，许多患者在他的帮助下重新收获生活的希望，他和患者之间也发生过许多温暖的故事。

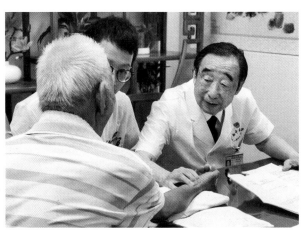

闵范忠耐心为患者问诊

2011年8月，一位50多岁的老病友又来找闵范忠看病，她一见到闵范忠就说："您两次为我治好了病，可现在又犯新毛病了。"原来这次老病友得的是胃病，闵范忠仔细诊断后开了药方，并嘱咐她保重身体。老病友接过方子后动情地说："老教授，您更要保重身体啊，您为这么多患者解除病痛，您的健康长寿是百姓之福啊！"

听到如此朴实、真切的话语，闵范忠哽咽了，他认为治病救人本是医者的职责，自己早就习以为常，但没想到在患者的心目中，自己是那么的重要，自己是那么的有价值，这让他感到有些受宠若惊。自那时起，闵范忠便下定决心，只要自己身体还行，就一定会继续坚持在医疗工作岗位上为患者把脉治病，不辜负大家的信任和期望。

还有一个中医辨病为瘿瘤的患者，脖子上长年长有一个拳头大小的肿物，寻遍广西各大医院均未能获得有效治疗，最后经病友口口相传，她找到了闵范忠。

闵范忠运用中医传统理论，将辨证与辨病紧密联系起来，仅运用两个疗程的中药（约2周时间），患者颈部的肿物就已经缩小得像乒乓球一样。为表达谢意，患者在第三个疗程前来就诊时带了很多礼物，但闵范忠坚决拒收礼物，并言道："治病救人、减轻患者的痛苦是作为医者最大的本分，这礼物不能收！"

而后患者病情好转，未与闵范忠会过面。不料3年之后，她带着女儿再次前来拜访，并专程从老家带来土特产表达谢意，而这次为了让闵范忠安心收下，她还当场放"狠话"："这是我们的缘分，您不收就断了我们的缘分。"闵范忠觉得受之有愧但又却之不恭，就收下了这份"家乡味道"。

一份不贵重但却饱含深重情谊的家乡特产，背后折射的是患者对闵范忠的感激和爱戴，人与人之间真情最可贵，而这也是闵范忠行医生涯"以心换心"的最有力证明。

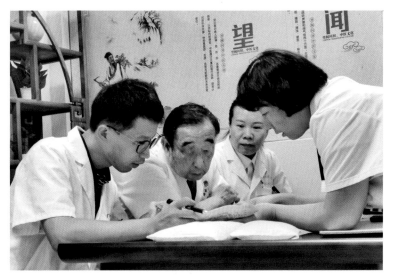

闵范忠与弟子研究讨论患者病情

如今，闵范忠从事中医理论和临床的研究已有 50 多年，具有坚实的理论基础和极其丰富的临床经验。一路走来，热爱、坚持和实践创新也让闵范忠在中医学术研究领域收获累累硕果。

早在 1996 年，闵范忠主持的科研项目就获得广西科学技术进步奖；1989 年，闵范忠出席世界艾滋病研究会，在美国出版的分子生物化学期刊 *CeHulas Biochemistry* 上发表了论文；2020 年，在全国消化系统会议上作学术报告。此外，从医 50 多年来，闵范忠公开发表学术论文 48 篇，其中外文期刊 1 篇，独著学科书籍包括《中医内科学》《新编中医心理学》《中医心理学荟萃》3 部，合著有《中医心理学》（全国通用教材）等 4 部。

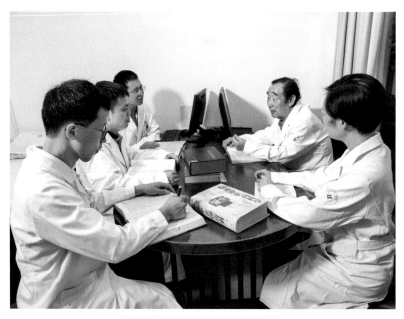

闵范忠进行学术指导与经验传承

2018 年 8 月，闵范忠全国名老中医药专家传承工作室成立。工作室以脾胃肝胆疾病、虚劳病及内科杂病为主要研究方向，主要任务是对闵范忠的学术思想、诊疗经验等进行全面系统地整理、归纳及总结，致力继承和发扬闵范忠的学术思想和临床经验。

在闵范忠的带领下，团队成员经过 3 年多的跟师学习，开展了相关临床病例的收集、整理、录入和病案形成等工作，取得了较好的工作成效。工作室通过将闵范忠的临床病案和临证经验进一步总结和探索，逐步提炼为治疗脾胃病、肝胆疾病、虚劳病、内科杂病等学术理论体系，形成了独特的闵范忠治疗中医内科疾病的学术思想。

目前，工作室已整理总结形成了髓劳病、胃痞病、胃脘痛、心衰病、中风病5个常见优势病种的诊疗方案，均在广西中医药大学第一附属医院的临床科室常规使用，产生了良好的社会效益。

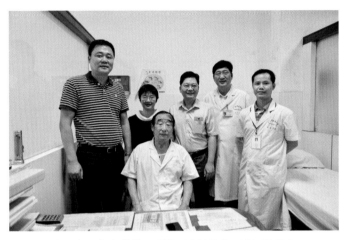

广西中医药大学第一附属医院领导节日慰问闵范忠

同时工作室也积极为中医药事业发展培养人才，近年来共培养出2名博士研究生（均已取得正高/副高职称）、3名副主任医师和2名主治医师；带教培养10多名硕士研究生和6名拜师学徒，均已出师并在相关领域有一定的建树，建立了一支高水平的中医团队。工作室建设期间，还完成闵范忠工作室宣传片1部。

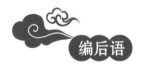

编后语

如今闵范忠虽已是耄耋之年，但仍每天坚持阅读《中医药临床杂志》和《河南中医》等医学期刊，及时了解最新的中医药临床资讯。遇到特殊病例时，他都会详细记载，翻阅医书，用知识不断武装自己的头脑，提升自己的医术。

同时他也常常告诫弟子："医者，一定要时刻站在患者的角度思考并解决问题，尽量做到与患者感同身受，这样才能够真正做到'医者父母心'，达到'看好病，好看病'的效果。"

## 守正创新承儿科医道
## "广西中医小儿王"守护婴童健康

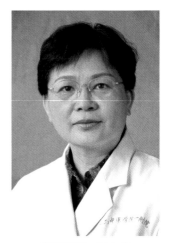

王力宁（1956—　），女，汉族，辽宁绥中人。二级教授，第六批全国老中医药专家学术经验继承工作指导老师，国家中医药管理局"十二五"重点学科儿科学科带头人，国家中医药管理局重点专科及国家临床重点中医专科儿科学术带头人，首批广西名中医。擅长治疗小儿哮喘、反复呼吸道感染、肺炎、咳嗽、感染后脾虚综合征、抽动症以及体质偏颇相关疾病等儿科疾病。主张"辨病立法、动态辨证、因质调护、序贯治疗"，临床用药以"药味少、剂量轻、疗效高"见长，诊病耐心细致、防治并举，内外合治，疗效显著，在群众中享有盛誉，被誉为"广西中医小儿王"。

领衔专家：王力宁

作为一名资深的儿科专家，王力宁深知儿童是国家的未来、民族的希望，守护儿童健康成长是医务工作者义不容辞的责任。在坚信并坚定儿科这一阳光事业的道路上，她已走过了40年。

40年来，王力宁坚定中医信念，不断学习挖掘中医药理论精华并运用于临床，以"明德惟馨传中医经典，守正创新承儿科医道"为己任，以饱满的精神、热情的话语、和蔼的态度来对待前来就诊的每一位患儿，传承经典，福佑婴童。

## 良师引路坚定信念，创新形成中医特色诊疗优势

广西中医药大学第一附属医院建院80年来，培养造就了一批批中医药名家，建设有多个国家级重点中医专科，王力宁庆幸自己能在老前辈们的引领下不断地成长。

王力宁依稀记得，那是1982年12月，她从广西中医学院毕业后留校任教，成为一名儿科临床教师，并被安排在广西中医学院

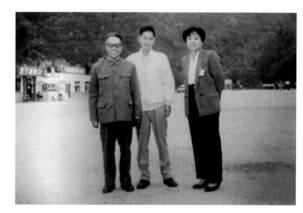

良师引路，王力宁与玉振熹、王烈教授合影

第一附属医院从事儿科工作。到儿科报到的第一天，王力宁就遇到了今后从事中医儿科事业的第一任启蒙老师——玉振熹老师。

"你愿不愿从事儿科工作？"

"愿意！"

"小儿有什么特点？"

"稚阴稚阳、纯阳。"

这是玉振熹老师和王力宁的第一次对话，至今仍让王力宁印象深刻。当时她凭着在校理论学习的印象回答玉振熹老师的问题后，玉振熹老师满意地点了点头，并给了王力宁一个任务：到病案室查病历，分析近年来儿科呼吸道疾病住院患者的中医证候特点。

初入职场就接到任务安排，王力宁饱含工作热情，当即就给自己列了一个调查简表，一有空就往病案室跑，收集查找相关病历。当时没有电子病历，全是手工病历。经过不到1个月的努力，王力宁收集了近3年的儿科呼吸系统疾病的中医证候。当王力宁把"中医证候以热证占90%，其中风热占

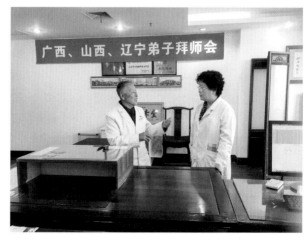

王力宁拜师国医大师王烈，聆听大师教诲

80%"的结果交到玉振熹老师的手上时，老师又提问："这个结果说明了什么？"王力宁回答道："小儿阴常不足，感邪后易于化热，临床上以热证为多见。"玉振熹老师满意地说，写篇心得——《小儿热病多见之我见》。

这件事对王力宁的启发很大，她认识到中医学是一门实践性非常强的科学，必须多临证、勤思考，这也为她今后的中医临床思维与临床科研奠定了基础。在跟着玉振熹老师的临床教学中，王力宁也体验到中医药在儿科疾病防治中的真实疗效，当时病房中治疗率达到85%左右，这让她更加坚定了自己的中医信念。

在随后40多年的中医儿科临床工作中，王力宁坚持多临证、勤思考，围绕中医儿科临床问题开展临床科研，在儿科病证诊疗与用药方面积累了丰富的临床经验，并形成了独特的学术特色与诊疗优势。她主张辨病立法、动态辨证、因质调护、序贯治疗，临床突出中医特色优势，处方以"药味少、剂量轻、疗效高"见长。

★王力宁创新性地运用滋阴补肾法治疗儿童哮喘，提出"温肺化痰—化痰养阴—滋阴补肾"分期序贯治疗哮喘、特禀质咳嗽、鼻鼽等特禀体质相关疾病；

★主张小儿以脾胃为本，运用培土生金法调治反复呼吸道感染与感染后脾虚综合征，内外合治多种儿科疾病；

★独创"下眼睑瘀黑征"量化评判特禀体质的方法，对特禀质咳嗽提出"痰、寒、虚"的病理特点，善用温肺化痰法，拟麻杏二陈方治疗小儿特禀质咳嗽，并获得医院制剂批文；

★重视小儿体质与用药特点，积极研究与开展中药复方煮散在儿科的科学应用，重视中医特色外治在儿科临床的应用，研制有"平喘咳外敷散""纳气敷脐疗法""壮药防病香囊""温熨包"等系列外治方，并在广西多家医院推广应用。作为拟方人研制的"健脾益气合剂""养阴益气合剂""健脾平肝合剂""麻杏二陈颗粒"等有效经验方获得广西医院制剂批文。

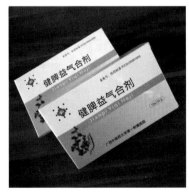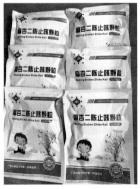

王力宁拟方的中医药剂

## 坚守儿科阳光事业，狠抓科研提升医院硬核实力

王力宁擅长运用中医药治疗小儿哮喘、反复呼吸道感染、肺炎、咳嗽、感染后脾虚综合征、抽动症以及体质偏颇相关疾病等儿科疾病，在临床中突出中医特色优势，得到患者与家长的信任与认可，被誉为"广西中医小儿王"。王力宁2003年被评为首批广西名中医，2012年被评为二级教授。

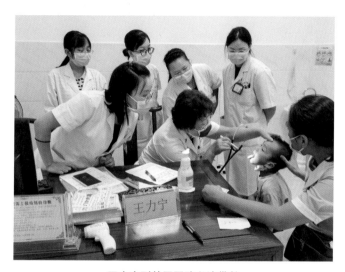

王力宁到基层医院义诊带教

"这些年来，我所有的进步与成绩，都离不开广西中医药大学第一附属医院这块沃土的培养。"王力宁回顾自己走过的路时，常常感慨道。

她记得当年自己刚到广西中医学院第一附属医院工作时，医院的医疗病区仅有内科、外科、妇科、儿科4个科室，医疗设备非常简陋，特别是儿科，在20世纪90年代受市场经济的影响，儿科事业遭到了比较大的冲击，当时医学院校的优秀毕业生基本不会选择儿科。然而王力宁坚信儿科是阳光事业，她坚守儿科阵地，坚守儿科的临证诊疗特点与中医特色。

正因如此，在儿科稳步踏进的过程中，王力宁成为广西中医药大学第一附属医院儿科发展的见证人与重要参与者。2000年，王力宁被确认为广西中医学院儿科学科带头人培养对象，中医儿科成为硕士学位授权点，2002年开始招收培养硕士研究生；2005年，医院学科建设工作启动，王力宁被任命为医院儿科学科带头人。在这个过程中，她坚持儿科临床教学与科研工作，先后带领儿科团队申报并获批为国家中医药管理局"十一五"重点专科、国家中医药管理局"十二五"重点学科及国家临床重点中医专科。

在国家临床重点中医专科建设的过程中，王力宁大力引进和开展中医特色优势项目，围绕中医优势病种与临床问题开展中医临床科研，儿科的中医临床与科研水平得到显著提高，人员队伍素质不断提升，学科与专科综合实力及社会影响力显著提高，为所在专科 2018 年评为国家区域诊疗中心奠定了良好的基础。2019 年，广西中医药大学获批增设的中医儿科专业开始招生，专科学术影响力在全国得到进一步的扩大。

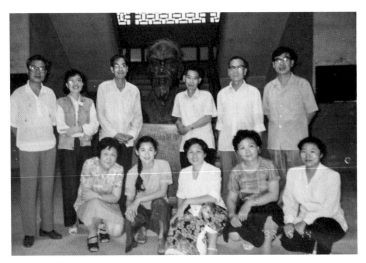

王力宁与恩师玉振熹等儿科教研室同事合影

中医专科的发展，离不开医院多年来科研与学科建设工作的推进。这些年来，围绕着中医药特色优势的发挥，包括儿科在内的不少学科已成为国家卫生健康委员会、国家中医药管理局的重点中医专科，促进了医院综合实力的提高，这离不开王力宁早期兼任医院科技部主任时付出的努力。

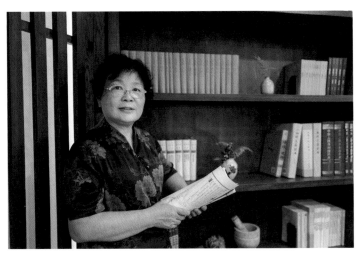

勤学不倦，王力宁从未停止学习

2002 年，王力宁初担科研管理工作重任，当时整个医院科研课题只有 11 项，而且大多课题没有研究进展，科研成果更是稀少。为了加强医院的科研工作，在王力宁的带领下，儿科以抓学科建设为突破口，在大学范围内率先遴选医院学科带头人，制定学科建设指标和定量考核动态管理的原则，在科研课题申报、成果鉴定、成果获奖方面给予激励政策，并多次举办临床科研方法学习班、课题实施管理培训会，加大临床科研平台建设，筹建国家中医药管理局三级实验室。2003 年，医院实现国家基金课题零的突破，以后立项课题逐年增加。如今，医院的科研立项仅国家基金课题就有近 20 项。

在专科建设与学科建设过程中，王力宁也在中医临床教学科研上取得多项成果。她围绕中医临床疗效的提高，开展了多项科学研究，取得了多个临床科研成果。王力宁作为项目负责人获广西科学技术进步奖和广西医药卫生适宜技术推广奖，并作为主要专家应邀参与了多项国家级专家共识与中医诊疗方案的制定。

## 培育名医成长摇篮，传承经验福佑八桂婴童健康

这些年，王力宁先后主持完成国家自然科学基金课题、省部级科研课题 10 多项；获省级科学技术进步奖 5 项、广西医药卫生适宜技术推广奖 5 项；发表学术论文 70 多篇；作为主编、副主编、参编中医院校教材 10 多部；培养硕士研究生 30 多名，许多培养的学生已成为中医儿科临床的业务骨干。

在中医儿科事业的道路上，王力宁深知，中医药学是基于中华文化萌生和发展的，观察和辨识的维度主要是人。基于治"人"的思维方式、特色理论、临床经验乃至话语体系、生活方式决定了中医药学传承的必要性和重要性。"唯有传承，才能保有中医药学的特色优势；唯有传承，才能保有中华文化的基因与命脉。"

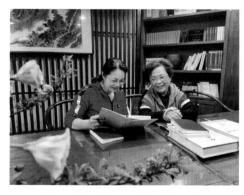

王力宁指导弟子王广青整理学习笔记

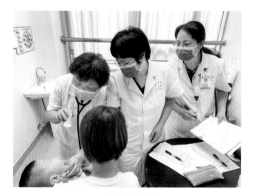

王力宁带徒临证

2013年，广西壮族自治区中医药管理局批准建立王力宁广西名老中医传承工作室；2017年，王力宁被评为第六批全国老中医药专家学术经验继承工作指导老师；2022年，获批桂派中医大师培养项目及王力宁全国名老中医药专家传承工作室。

其中，王力宁全国名老中医药专家传承工作室为国家中医药管理局确定的建设项目。工作室建设了一支中医特色鲜明，人才梯队合理，传承脉络清晰，临床疗效显著，体现了桂派中医、民族医治疗儿科的领先优势，在国内有一定学术影响的中医儿科专科团队。团队由王广青负责，姚勇志任秘书，主要成员有刘含、李志峰、孙继超、甘娜、杨正腾、杨岩、黄美芬、朱万青、李振兴等。工作室作为科学推动中医药事业传承和发展的重要品牌，具有良好的社会反响，得到了社会各界的高度肯定。

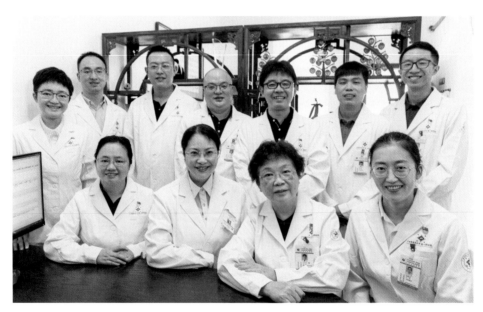

王力宁全国名老中医药专家传承工作室成员合影

虽然中医儿科走的每一步都是建立在前辈指导的基础上，近10年广西中医儿科也得到了社会的认可，但是王力宁发现中医儿科的队伍还存在一定问题。一些医生虽然坚守儿科，但是所开的中医处方并没有儿科的特点，特别是在基层，中医儿科基础非常薄弱。每当看到基层患者因一些很普通的儿科疾病就上南宁就诊，王力宁就感到中医儿科普及任务的紧迫性。

中医儿科传承的重点，是永远在路上的中医儿科事业的传承。王力宁通过跟师学习的方式，将自己多年的诊疗心得通过工作室传承下去，希望传承人能够系统掌握相关的学术思想与临床经验，用实际行动践行中西医融合、中西医协同，提高广西儿科诊疗水平，为广西儿童的健康保驾护航。

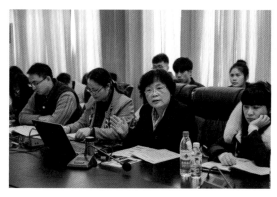
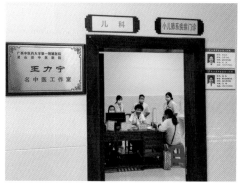

王力宁在名中医学术经验继续教育学习班上授课　　　　王力宁名中医工作室灵山工作站现场图

2021年，通过广西"名中医八桂行"项目平台，王力宁带着工作室成员下沉基层，去到灵山县中医医院、宾阳县妇幼保健院等，将中医儿科辐射到妇幼等西医医院以及基层医院，为基层中医药事业发展提供人才支撑，提升基层中医药服务能力，培养基层中医儿科人才。工作室在基层儿科实施中医儿科优势病种诊疗方案，满足人民群众对中医药服务能力的需求。

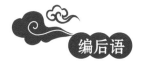

编后语

　　当在诊室里看到婴童清澈希冀的眼神，王力宁总是蓦然感到柔软。望闻问切、辨证诊治、谨慎开方……她耐心、细心、暖心，希望孩子们能摆脱病魔，展开笑颜。

　　当今时代，中医儿科的传承、发扬和创新因现代科技的融入迎来了新的机遇。王力宁希望能加快推进中医儿科的传承创新，深入发掘中医宝库中的精华，加强人才队伍建设，让先进的医疗资源惠及八桂百姓。"明德惟馨传中医经典，守正创新承儿科医道。"王力宁时刻不忘这么告诫自己。

## 传技更传德
## 为广西肛肠事业培育后生力量

肖振球（1948— ），男，汉族，广西南丹人。主任医师，教授，全国中医肛肠学科名专家，第六批全国老中医药专家学术经验继承工作指导老师，广西名中医，中华中医药学会肛肠病专业委员会常务理事。擅长诊治痔疮、肛瘘、肛裂、肛周脓肿、直肠脱垂（脱肛）、大肠息肉、大肠癌、肛乳头瘤、肛窦炎、肛周皮肤湿疹、肛门皮肤瘙痒症、慢性结肠炎、顽固性便秘等肛肠疾病。

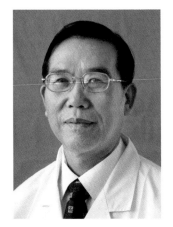

领衔专家：肖振球

时光易逝，2022 年是广西中医药大学第一附属医院建院 80 周年。广西中医药大学第一附属医院自建院伊始，筚路蓝缕，从名不见经传到今日名扬区内外，从矮墙平房到今日高楼矗立。经过岁月的洗礼，广西中医药大学第一附属医院的根更深、更牢、更稳。

2023 年是肖振球从医的第 49 个年头。1974 年，肖振球从广西中医学院医疗系毕业后，几十年如一日，勤勤恳恳地工作在医疗、教学、科研第一线。

## 以患者为中心，中西医结合提升肛肠诊治疗效

广西中医药大学第一附属医院自建院以来坚持突显中医药与民族医药优势，在医疗事业现代化的道路上，数十年来始终保持和发扬传统特色，坚持"对患者悲悯为怀、对医术精益求精"的精神理念。在肖振球记忆中，从他进入广西中医学院第一附属医院第一天起，"努力把医院建设成八方向往、名家荟萃、职工美满的国内一流中医名院"这一总体目标就深深印在他的脑海里，也在全院职工的心中生根发芽。

当年在这群英荟萃的杏林院里，全院职工各骋所长，不管是临床还是医技，医师还是护士，门诊处还是住院部，都在自己的岗位上默契地配合着其他科室。看似零散，却拥有共同的初心，那就是以最热情的服务、最精湛的医术，为百姓的健康保驾护航。

在医院"仁爱、敬业、精进、务实"精神的引领下，肖振球在医疗工作中坚持立足于中医，走中西医结合的道路，辨病与辨证相结合，借助现代医学的先进设备明确诊断，在治疗上发挥中医的优势。

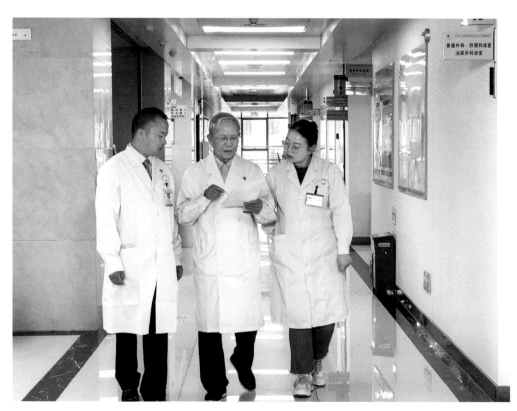

肖振球奋战在临床一线

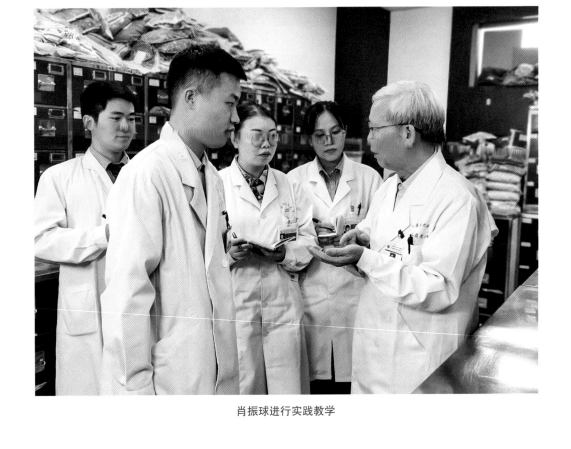

肖振球进行实践教学

多年来，肖振球在诊治痔瘘、肛痈、脱肛、肛裂、大肠癌、溃疡性结肠炎、便秘等方面发挥中医独到之处，推广肛肠外科的微创无痛理念及技术，创立了"多区域剥扎注射术治疗环状嵌顿痔"的手术方法。在急诊条件下采用中西医结合手术的方法，可以减少患者的痛苦，缩短疗程，达到满意的疗效。此项技术获广西医药卫生适宜技术推广奖三等奖。

肖振球根据临床的需要，研制肛肠科的专科用药，如安肠胶囊、消痔胶囊、坐浴安等，临床证明疗效确切。这些专科用药经广西壮族自治区药品监督管理局审批后，成为院内制剂，目前仍在院内使用。对慢性溃疡性结肠炎的诊治，他针对其病因病机采用了中医扶正祛邪、内外兼治的方法，内服安肠胶囊配合安肠汤保留灌肠，共治疗广西区内15家医院的慢性溃疡性结肠炎患者数千例，疗效显著。安肠汤治疗慢性溃疡性结肠炎除疗效显著外，还具有副作用小、价格低廉、患者易接受等优点，在节约医疗资源的同时，也缓解了患者的病情，提高了他们的生活质量。肖振球为医疗卫生和中医药发展推广事业作出贡献，深受患者的欢迎。

肖振球始终秉承医院"以患者为中心，促进社会和谐"的理念。一切从患者的角度和利益出发，合理地选定医疗措施，使患者从中受益。

## 挖掘专科精髓，为广西肛肠事业培育后生力量

肖振球正是在与广西中医药大学第一附属医院一起同步成长、发展的过程中，经历无数个日夜，才一步步成长为全国中医肛肠学科名专家，成为患者敬佩的广西名中医。

实现个人价值并不是肖振球的终极目标，他希望能将自己的学术理论与临床经验传给医学后生。"让中医精髓代代相传，才是真的实现了个人价值与社会价值的统一"，肖振球说道。

肖振球主动适应广西民族地区经济社会发展及中医药、民族医药卫生事业发展的需要，大力培养应用型中医人才。他治学育人严谨，主编本科中医外科专业班教材《肛肠病学》《中医外科学基础》，培养硕士研究生 17 人及传承人员和进修人员多名。肖振球还实施中医药适宜技术推广项目多项，为广西肛肠事业培养后续新生力量。

正因肖振球日复一日坚持"育人为本、德育为先、能力为重、全面发展"的育人原则，目前，他已成为第六批全国老中医药专家学术经验继承工作指导老师、广西名中医。2022 年，肖振球全国名老中医药专家传承工作室依托于广西中医药大学第一附属医院，由国家中医药管理局批准建立，目前正在逐步建设中。

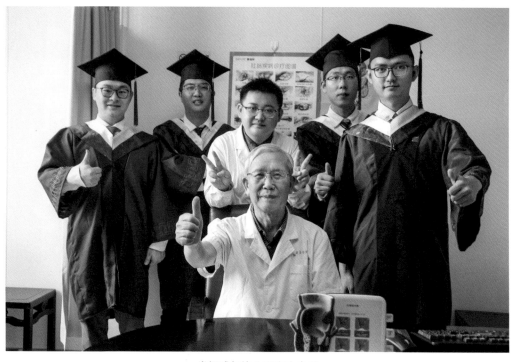

肖振球与毕业研究生合照

工作室立足于中医，走中西医结合的道路，致力如实采集、全面整理肖振球治疗专长疾病的独到经验，如痔瘘、肛痈、脱肛、肛裂、大肠癌、溃疡性结肠炎、便秘等肛肠常见病及疑难病，系统研究和传承肖振球的学术思想、临床经验、技术专长。在原有经验总结、病例收集的基础上，工作室整理肖振球擅长病症的诊治方案、处方，并不断优化，形成系统的诊疗方案，逐步推广运用于医院临床教学中，形成医院鲜明的特色。在对研究资料进行信息化管理，实现资源共享的同时，工作室探索有效方法和创新模式，培养一批高层次的中医药人才，弘扬中医药传统文化，提供高质量的便民医疗卫生服务。

目前工作室有示教室、观摩室、资料室各1间，成员12名，均为临床医疗、科研和教学骨干。其中主任医师2名，副主任医师、副教授3名，主治医师8名；医学博士研究生4名，医学硕士研究生5名。

工作室计划在原有学术继承人的基础上，继续培养各级各类、不同层次的中医药人才；开办中医药继续教育项目，开展巡诊带教活动，与乡镇卫生院和村卫生室建立对口指导联系，定期到乡镇卫生院、村卫生室开展诊疗、带教工作，重点指导乡

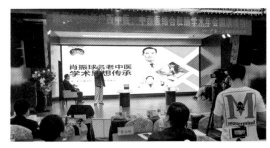
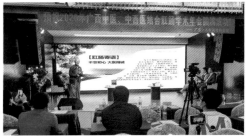

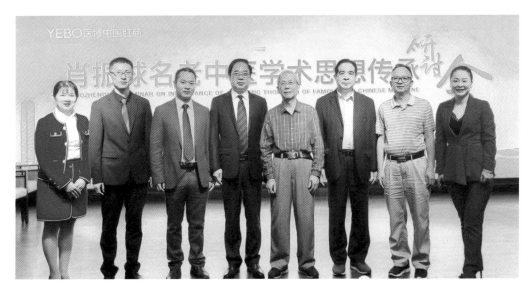

肖振球名老中医学术思想传承研讨会

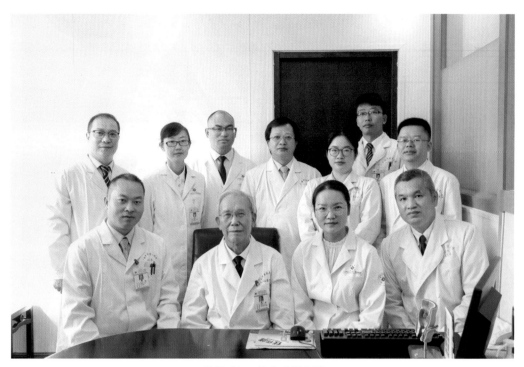

肖振球与工作室成员合影

镇卫生院中医人员、乡村医生解决临床实际问题；建成面向全国开放的肖振球名老中医专家传承流动站，形成资源共享平台，进一步扩大影响，更好地服务社会。

## 不忘初心前行，德育为先传承医者精神内涵

这些年来，肖振球主持过省部级研究课题 1 项、厅局级课题 3 项，目前正在参与国家自然基金课题研究 1 项；获广西医药卫生适宜技术推广奖 3 项，公开发表学术论文 50 篇，主编学院教材及专业书籍各 2 部。

作为全国中医肛肠的知名专家、广西中西医结合学会肛肠分会名誉主席，肖振球也多次代表广西在国内多地进行学术交流活动，赢得很高的赞誉。其学术继承人孙平良每年到基层医院进行义诊、作专题讲座达 10 多次，肖振球学术思想在区内外得到了广泛传播，扩大了广西中医药大学第一附属医院及名老中医的影响。

肖振球总结自己的临床经验，以工作室传承的方式进行资源共享，也亲自到基层传授名医学术思想与经验专长。他提出，中西医结合是诊治肛肠疾病的优势，在诊断方面，辨病与辨证相结合，运用现代医学先进的检查方法明确诊断，然后采用中西医结合的方法治疗，能发挥中西辨证施治的优势。"该手术的就手术，能保守治疗的

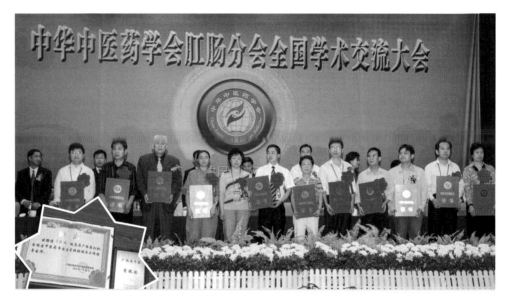

肖振球参加中华中医药学会肛肠分会全国学术交流大会

就保守治疗，充分发挥中医、西医的作用，特别是中医外用药的优势及术后的中医调理，可以减少术后并发症，促进患者早日康复。"

这些年来，一批又一批的有志之士加入广西中医药大学第一附属医院，成为医院发展的新鲜血液。他们的不断涌入就像是催化剂，让医院屹立在绿城中医之巅，经得住时代的变迁，扛得住岁月的洗礼。

"宝剑锋从磨砺出，梅花香自苦寒来。"肖振球看着一批又一批员工和医院一起在摸爬滚打中，一步步成长，一步步崛起，他深刻地认为，传承，绝不仅仅是技术上的传承，精神上的传承更为重要。

"保持初心"与"学无止境"是肖振球多年来不断向弟子、年轻医生与基层医生传递的精神内涵。

肖振球心中有许多话想对年轻医生诉说："医者忘了'如何做好一名医生'的初心，就会不知自己为什么来？要到哪里去？也就是忘了为什么要当医生？医生的使命是什么？迷失方向，就失去了奋斗的目标，工作就患得患失，做一天和尚撞一天钟，就不能担当起做医生的责任。"他强调医者务必不忘初心、牢记使命，为实现目标努力奋斗。

随着医学技术的日新月异，肖振球指出，不学习新知识，就赶不上时代的要求，只有不断地学习、不断地创新，才能促进学科的发展。他点出肛肠医生精进技术的发展方向："肛肠医生必须做到'三会'——会做、会写、会说。会做，就是会做手术，而且要做得漂亮，术后并发症少，康复快；会写，就是善于积累总结经验，撰写学术论文；会说，就是善于学术交流。这也是外科医生必不可少的'三会'！"

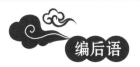

## 编后语

　　80年，2万多个昼夜更替，医院从未闭过一次门，从未全熄过一次灯。这是一份执着的信任，这是一份无声的守候，这是一份责任，一份担当。这儿的人，付出不是为了回报；这儿的人，拼命不是为了炫耀；这儿的人，一直在争分夺秒；这儿的人，总是在忙碌中忘记疲劳，不忘初心，保持初心……

　　长江后浪推前浪，肖振球心中一直相信，广西中医药大学第一附属医院的医者定能青出于蓝而胜于蓝，为医院事业的进步添砖加瓦，让下一个80年来见证，广中医人用毕生年华谱写医院未来的新篇章。

# 不忘初心、砥砺前行
## 做守正创新的杏林传人

刘燕平（1956— ），女，汉族，河北冀州人。二级教授，第六批、第七批全国老中医药专家学术经验继承工作指导老师。曾获中医药高等学校教学名师、广西名中医、全国优秀教师、全国教育系统职业道德建设标兵、广西首届高校教学名师、八桂名师、"广西五一劳动奖章"等荣誉。擅长诊治中医内科疾病和妇女月经病，如胃肠道疾病、肝胆疾病、肺系疾病、各种老年病、月经失调、痛经、崩漏、绝经前后诸证，以及失眠、头痛、眩晕、痤疮、黄褐斑等疑难杂症及亚健康调理。

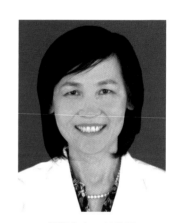

领衔专家：刘燕平

她是一名老师，始终秉持"静下心来教书，潜下心来育人"的信念，在三尺讲台上言传身教，授人以渔，桃李满天下；她也是一名医师，扎根临床，探索实践，勤研经典，博采众长，在诊室里"望闻问切"，以崇高的医德和精湛的医术治病救人。

她执教从医40多年，始终不忘初心，在教书育人和治病救人的双重岗位上砥砺前行，在中医教学、临床和科研第一线默默奉献、辛勤耕耘。她就是第六、第七批全国老中医药专家学术经验继承工作指导老师——刘燕平。

医道传承

刘燕平与广西中医药大学第一附属医院结缘，还得从她小学一次患病经历说起。当时她不幸患了黄疸性肝炎，正值特殊时期，医院无法正常开诊，在家人急得团团转之时，好不容易辗转找到了一位老中医给她诊治。刘燕平吃了一个多月的中药，黄疸退了，病也治好了。从那时起，中医药的神奇疗效便在她心里埋下了一颗种子。

1977年，刘燕平参加高考，当收到广西中医学院录取通知书的那一刻，她心里高兴极了，终于实现了学中医的夙愿。带着美好的梦想和对未来的憧憬，她走进了神圣的中医课堂。

对刘燕平而言，5年大学生涯，是她一生中最幸福、最难忘的日子，当时授课的老师如班秀文、韦贵康、林沛湘、秦家泰、伍绍歧、陈慧侬、黄鼎

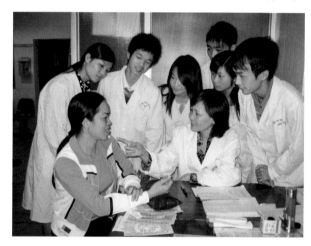

刘燕平在临床带教

坚、闵范忠、方显明等教授，都是后来的国医大师、全国名中医、全国名老中医专家。他们学术造诣深厚、临床经验丰富、讲课引人入胜，每次上课当晚都会主动到学生自习教室现场辅导，答疑解惑，用实际行动培养莘莘学子成为德才兼备的中医传人。这一切深深地激励着刘燕平以极大的热情投入学习中，最终她以全优的成绩毕业并留校任教从医。

榜样的力量是无穷的。从留校工作的那天起，刘燕平就立志像她的老师们那样，做一名传承"大医精诚"理念和"仁心仁术"精神的好老师、好医师。

刘燕平在教学内容上将"医乃仁术"和人文精神融入专业课教学中，在教学方法上她善于运用探究式、讨论式、案例式、PBL（问题式）等教学法开展教学改革。早在2005年，刘燕平就将国际医学教育界流行的PBL教学法引入课堂，主持探索构建以"学"为中心的PBL教学模式，同时在实验教学中引入标准化患者（SP）开展学生技能培训，主持构建"理论＋实训＋临床"模式"三位一体"的中诊课程体系，使学生得以早临床、多临床。

她讲课生动形象，深入浅出，理论联系临床，教学互动气氛活跃，形成了独具魅力和特色的教学风格，曾荣获全校教师讲课大赛第一名，连续三届被评为全校十

佳教师。她的选修课学生总是爆满，"要抢，才能抢到她的选修课名额"，刘燕平因此被学生选为"我最喜爱的好老师"。

课堂之外和学生宿舍也成为刘燕平教书育人的舞台。她体贴关爱学生，做他们的良师益友，用爱心铸就师魂。每次新开课就第一时间将自己的联系方式及出诊地点、时间向学生公布，或建微信群，加学生为好友，方便学生随时与她联

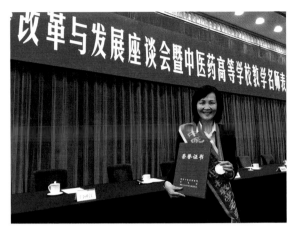

刘燕平在北京人民大会堂获颁"中医药高等学校教学名师"荣誉证书

系。学生在日常学习、生活中遇到什么问题，总愿意找她倾诉。刘燕平记得，曾有一名大三女生因身体病痛与心中折磨，给刘燕平发匿名信息："不想活了。"刘燕平想方设法及时找到她，与她促膝谈心，鼓励开导她正确看待人生，并给她开药方调理，关照她的生活，终于使这名学生重新振作起来并积极治疗，身体康复后顺利毕业走上社会。

在她的心里，教书育人是天职，必须"学为人师，行为世范"。在她的眼里，"课比天大"，必须用心讲好讲活每一堂课。2017年2月，年逾六旬的刘燕平不幸左上臂肱骨骨折，家人、医生都劝她在家休息，学校也准备重新安排老师顶替她上课，她却坚定地拒绝："课比天大，上好每一堂课，这是我们教师的天职。"骨折复位后裹上小夹板，用三角巾悬吊着手臂，她依然像平时一样走进教室站在讲台上，充满激情地给学生讲课。学生们说："刘老师的手臂好肿哦，都成紫色的了，从脸上看得出来她很疼……"她却说："对我来说上课就是止痛药，我站在讲台上就忘记了痛。"她硬是敷着这剂"止痛药"坚持教学，一堂课也没有落下。

作为广西壮族自治区中医基础课程教学团队带头人、广西壮族自治区精品课程负责人、中医诊断教研室主任，刘燕平在新的教学模式及教学改革的探索实践中收效颇多。她带领教学团队先后开发了《中医舌诊》《中医诊法学》《中医辨证学》等教学软件，主持创建了全新网络教学平台，荣获全国多媒体课件大赛三等奖和广西高等教育教学软件应用大赛一等奖1项、二等奖2项、三等奖1项。

她注重培养团队精神和培育新人，先后荣获自治区级教学成果一等奖1项、二等奖1项、三等奖2项；主编出版专著和国家规划教材《中医诊断学》《中医诊断学研究思路与方法》等共20多部，发表学术论文80多篇；2011年被北京中医药大学基础医学院特聘为北京市优秀教学团队青年教师指导专家。

医道传承

## 扎根临床实践治学，言传身教弘扬仁心仁术

刘燕平深耕中医诊断、中医内科领域40年，有着丰富的中医临床学术经验和技术专长；擅长诊治中医内科疾病和妇女月经病，如胃肠道疾病、肝胆疾病、肺系疾病、各种老年病、月经失调、痛经、崩漏、绝经前后诸证，以及失眠、头痛、眩晕、痤疮、黄褐斑等疑难杂症及亚健康调理。

每到出诊日，刘燕平诊室的患者络绎不绝，有的患者因预约已满要求加号，她宁愿加班也从来不会拒绝。"医生要把患者放在第一位。"她常常这样告诫她的徒弟和学生。

面对每一位患者，她一丝不苟地"望、闻、问、切"，尤其重视对舌、脉的诊察。一些疑难杂症，如慢性萎缩性胃炎、抑郁症、月经失调的患者常常心情焦虑，还有的患者因病情反复，经历了漫长求医却久治不愈而烦躁，刘燕平就耐心地和患者进行沟通，不厌其烦地答疑解惑，这已经成为她行医诊病以来养成的一种习惯。她常说："良好的沟通本身就是一剂有效的良方。"有时看一个患者需要20多分钟，下午的门诊延迟到晚上八点多钟结束已成为常态。患者常说："刘医生医术好，医德更好，再晚我们也愿意等。"

中医治学贵在实践，一旦离开临床，中医就失去了生命力。刘燕平常常向徒弟们强调，学习钻研中医经典，就是要在实践中反复运用和印证它的理法方药，只有

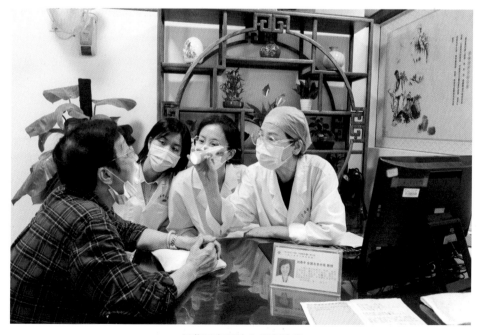

刘燕平在门诊为患者诊病

实践才是检验真理的标准，要学会在实践中不断学习提高，做到学中有思、学思践悟、学用结合，这样临床经验才会积累丰富，体会认识才会不断加深，进而实现升华和进步，真正做到"学经典、勤临床、善践悟、达精诚"。

例如，古医书中记载，柴胡既能升阳，又能解郁，还可以退热，这些功效怎样应用才能实现呢？

刘燕平以自身经历告诉学生和徒弟，在经过临床反复实践后，她发现柴胡用小剂量3～9克就能升阳举陷，如补中益气汤中她习惯用6克，升阳举陷作用很好；但在逍遥散、柴胡疏肝散、四逆散等方子中要用到12克左右，其疏肝解郁的作用才明显到位；对于治疗高热的患者，则要加大剂量，常用到25～35克，退热效果才显著。

"只有通过大量的临床实践才能验证中医药理论的科学性，加深对中医药临床疗效的理解，从而熟练地掌握中医四诊合参、辨证论治的内涵。"刘燕平如是说。

刘燕平执教行医40年，她深知中医药事业绝不能失去传承。她以培养中医接班人为己任，坚持言传身教，把自己积累的经验和心得毫无保留地传授给学生和徒弟。"老师的专家门诊患者很多，我们跟诊抄方时发现，她不仅引导我们四诊合参，辨证运用经典方药，还特别注意药价，想方设法为患者省钱，比如阿胶太贵了，就改用黄精；砂仁价高就改用白豆蔻，尽量减轻患者的经济负担。"刘燕平的弟子回忆道。

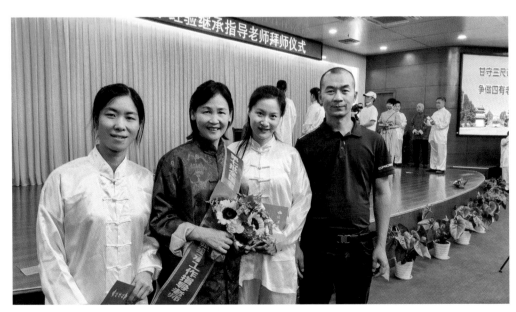

刘燕平与第六、第七批学术经验继承人合影

刘燕平出诊结束时已是华灯璀璨，但时间再晚，她都坚持将当日看过的典型病例与学生和徒弟进行交流总结，用临床来反哺教学，在实践中升华。"把学生的基础夯实，提高其临床能力，使他们成为具有仁德之心、仁术之能的优秀中医人。"刘燕平道出了自己对学生们的希冀。

徒弟黄娜和鸿玲坦言："跟师学习与读研相比，感觉更忙碌，任务更重，但能学到更多的临床经验，尤其是刘老师身上那种谦逊执着、勇往直前的精神品格激励着我们奋力前行，我们决不能辜负老师的期望。"

## 研习经典探索实效，创新研发推广名医经验

刘燕平特别强调"读经典、学中诊、做临床"的三大中医成才要素。作为资深的硕士研究生导师，她的研究方向就是中医诊断的临床应用研究。40多年来她始终坚持基础理论与临床实践相结合、守正与创新相结合，做到师古而不泥古，创新而不离宗。

在长期的教学和临床实践中，刘燕平发现中医诊断及中医内科教材中均无"肝气虚证"，但临床上肝气虚证却常见于慢性肝炎、更年期综合征、慢性疲劳综合征、抑郁症、脾胃病等疾病中。

她通过研习各类中医经典古籍，发现肝气虚证在《黄帝内经》已有记载，历代医家也均有阐述，但始终未能引起临床医家的重视，极少有人用补肝气之法。历代医家多从肝主疏泄、体阴用阳的特点而论，往往强调肝职司疏泄，以血为体，以气为用，偏于肝气郁之有余，肝阴血虚之不充，而略于肝阳气之不足，多忽略肝气虚这一环节。

张锡纯《医学衷中参西录》曰："肝属木而应春令，其气温而性喜条达，黄芪之性温而上升，以之补肝原有同气相求之妙用。愚自临证以来，凡遇肝气虚弱不能条达，用一切补肝之药皆不效，重用黄芪为主，而少佐以理气之品服之，复杯之顷，即见效验……"

由此可见，治疗肝气虚的方药，历代文献只有零星的记载，尚无补益肝气的代表方剂，这给临床治疗带来了困难。

刘燕平经过长期的临床探索，自创了益气疏肝汤，临床用于治疗情志病、虚劳病、肝胆病、脾胃病、月经病等证属肝气虚弱、肝胃不和、肝脾不调者，取得了令人满意的疗效。该方现已成为刘燕平治疗此类病证的主方。

壮医药是我国民族医药的重要组成部分，广西是壮医药之乡，资源十分丰富。作为身在广西的中医药教师和临床医师，刘燕平把整理挖掘和继承发扬壮医药当作自己义不容辞的责任。她根据民间壮医常用验方"用药精专、配伍简洁、疗效确切"的特点，运用壮医"三道两路"理论，针对临床常见的冠心病、糖尿病、脑卒中、高脂血症、阿尔茨海默病等疑难杂症，总结精选出了壮医经验方——壮通饮和壮精合剂两个方剂，并将此两方试用于临床多年，屡获佳效。

同时，刘燕平以这两个壮医经验方为研究对象，分别获得了国家自然科学基金课题和广西自然科学基金课题的立项，不仅培养了一批硕士研究生，而且为了进一步加快研发和创新的速度，刘燕平带领研究团队率先发表论文，提供翔实的原始资

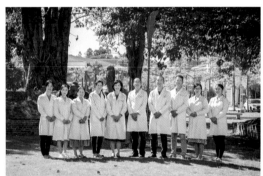
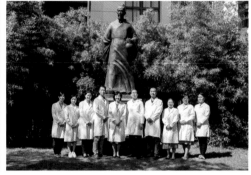

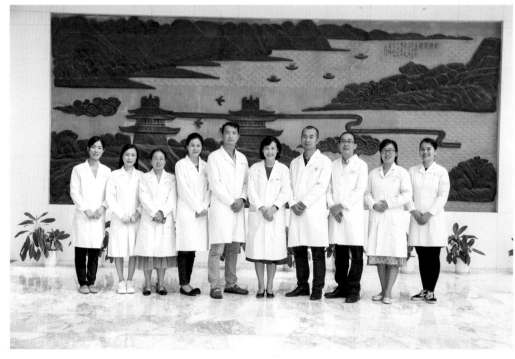

刘燕平全国名老中医药专家传承工作室团队合影

料数据并开放课题。现已有右江民族医学院、广西中医药大学附属瑞康医院、广西中医药大学附属国际壮医医院、深圳市中医院等参与共同研究，已在全国性期刊、核心期刊、省级期刊上公开发表专题论文 40 多篇，其研究成果为将其开发成广西特色壮药打下了一定的基础。

目前，在国家中医药管理局的批准下，刘燕平全国名老中医药专家传承工作室依托广西中医药大学第一附属医院进行建设。工作室传承和发扬刘燕平全国老中医药专家学术经验，围绕着中医内科疑难杂症和妇女常见疾病开展诊疗，疗效显著，受到广大患者的好评。

工作室现有人员 12 人，其中正高职称 5 人、副高职称 3 人、中级职称 3 人、初级职称 1 人。工作室将致力传承刘燕平临床经验与学术思想，不断为广西培养一批中医药基础理论扎实、临床业务精湛的高级中医药人才，为更多患者的健康保驾护航。

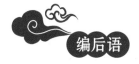

编后语

大医精诚，大爱无疆，用心用情去做一名好老师、好医师，正是刘燕平今生最大的向往和追求。

40 多年执教从医经历中，她兢兢业业，以精勤治学、精研医道的态度塑造了师者、医者的风范，以仁心仁术取得了患者的信赖，更以人格魅力培养了一批又一批中医学子，成为深受学生喜爱的好老师和深受患者敬重的好医生，为广西中医药事业增光添彩。

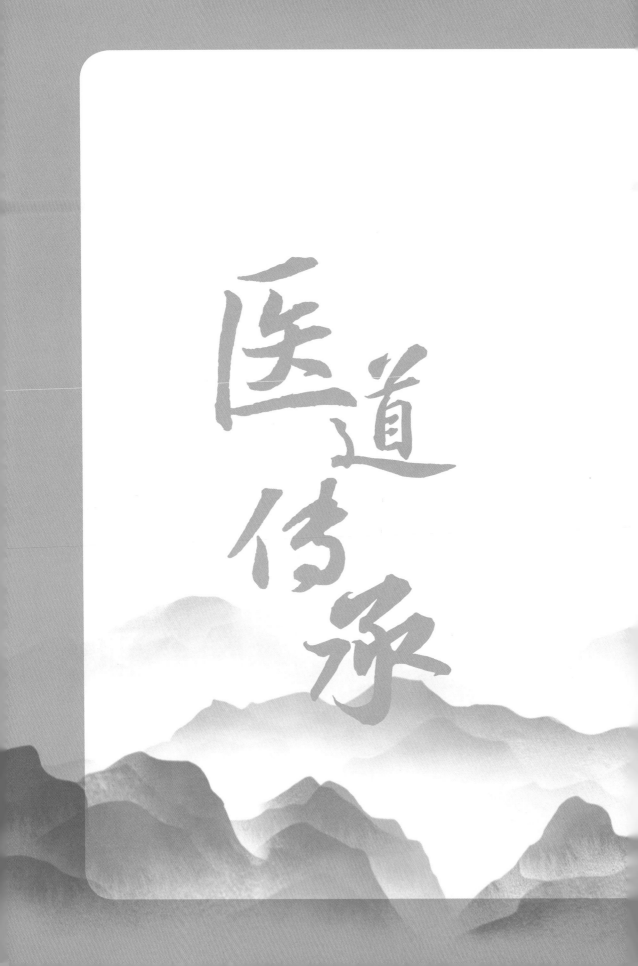

广西名老中医、
名中医传承工作室

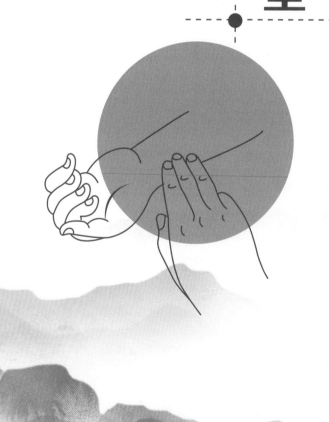

## 兼修诸家凝练中医特色
## 传承创新架起脊柱康复之梁

周宾宾（1960—　），男，壮族，广西宾阳人。主任医师，教授，硕士研究生导师，广西名中医，广西中医药大学第一附属医院康复医学科荣誉主任、康复医学科学科带头人。1977年考入广西中医学院，1991年从柳州地区人民医院调入广西中医学院骨伤科教研室工作，1995年广西中医学院实行"院系合一"并轨到第一附属医院骨科工作。2018年度获"中国康复医学会优秀康复医师"荣誉称号。

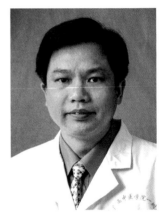

领衔专家：周宾宾

他师从国医大师韦贵康教授，发扬"中华骨魂"郭春园"救死扶伤、大医精诚"的精神，凭借精湛的医术以及优良的医德获全国"郭春园式的好医生"荣誉称号。他就是广西名中医周宾宾。

周宾宾从医40年，着力发挥中医在康复治疗中的作用，借鉴国际康复新理念、新技术，形成独特的康复治疗模式，擅长中西医结合治疗颈椎病、肩周炎、腰椎间盘突出症、椎管狭窄症等脊柱相关疾病的治疗和中医康复。

## 医路漫漫，兼修诸家发扬特色优势

时光荏苒，医路漫漫。周宾宾记得自己考入广西中医学院的那一年是 1977 年。当时趁着全国恢复高考的时机，周宾宾顺利入学开启了中医生涯。

从入学到就业从医，在深耕岐黄这条道路上，周宾宾一直心存感激，感激自己在名医良师的关怀中成长。早年，周宾宾初入骨科，就在全国老中医药专家学术经验继承工作指导老师朱少廷主任医师麾下工作，受其严谨的工作作风及对骨伤专业执着研究的影响，周宾宾研读经典，兼修诸家，中西医并重，不断磨炼医术。

其间，周宾宾坚持多临床、勤思考，围绕骨科、康复、手法等临床问题开展临床科研，在骨科、康复等病证诊疗及中药应用方面积累了丰富的临床经验，形成了独特的学术特色与诊疗优势——主张"辨证辨病结合、中医优先，手法优先、序贯治疗"，临床突出中医药特色优势。

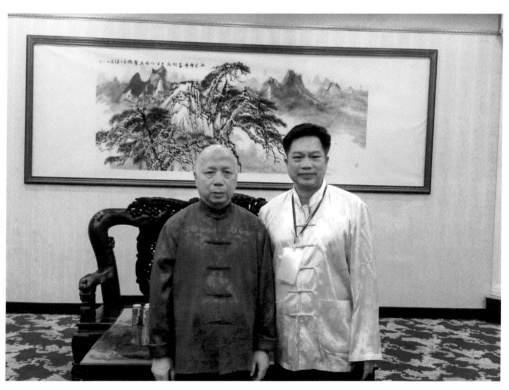

周宾宾与国医大师韦贵康教授合影

在骨伤手法技术方面，周宾宾师从全国整脊手法专家、国医大师韦贵康教授。1988 年，周宾宾作为四位编者之一参与了韦贵康教授主编的《骨伤疾病 1000 个为什么》的图书编撰工作。

周宾宾继承和发扬韦贵康教授倡导的中医"督柱"理论学说，在运用手法治疗脊柱相关疾病方面有较高的造诣。他的手法注重"稳、准、巧、透、和"，以定位准确、力度轻巧到位、筋骨并治为特色，熟练应用手法整脊技术治疗脊柱相关疾病。周宾宾研发的"侧旋提推整脊方案治疗颈肩痛技术"入选广西壮族自治区第一批中医壮医临床适宜技术推广项目。

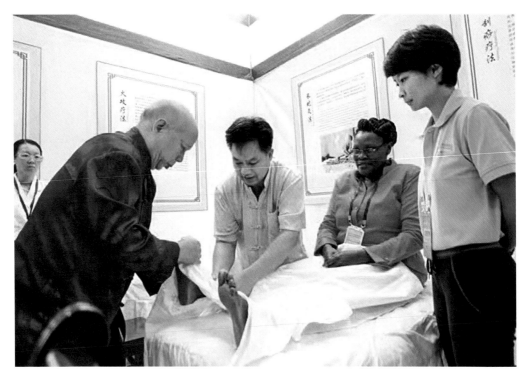

周宾宾与韦贵康教授为外国友人治疗

周宾宾还将手法技术推广应用到神经康复、骨科康复、运动康复等康复治疗中。2003 年，周宾宾荣获广西科学技术进步奖三等奖 1 项；2005 年荣获广西科学技术进步奖二等奖 1 项；2008 年获授"广西名中医"荣誉称号；2009 年开始担任康复医学科学科带头人。

## 深研康复，推进康复专科发展建设

康复医学是一门既年轻又古老的学科，在古代中医就有针对风湿、慢性疼痛、劳损等疾患采取温泉、日光、砭针、磁石、按摩等治疗方法来缓解患者痛苦、改善肢体功能的案例。到了 20 世纪 40 年代，现代康复医学逐渐发展，逐步成为一门独立

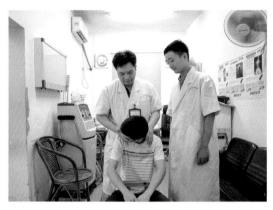
周宾宾为患者进行康复治疗

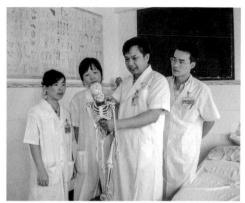
周宾宾细心教授学生

的学科。现代中医康复发展模式正是在历代医家不断创新和丰富康复技术的前提下，形成的具有中医特色的康复治疗模式。

周宾宾见证了广西中医药大学第一附属医院康复医学科从开放 13 张病床到开放 116 张病床的发展壮大历程。在周宾宾的康复学术理念中，中医康复以全面康复为原则，重视患者的身体和心理康复，在伤病恢复或术后早期采取康复治疗配合功能训练，能使患者最大限度改善功能障碍，提高生活自理、劳动和工作能力。

周宾宾指出，现代中医康复应在遵循中医传统的正骨整脊、针灸、按摩、中药、熏洗、气功、导引、食疗等方法的前提下，结合现代医学冲击波、超声波、红外线、电刺激、机械辅助等多种物理手段，为患者进行有效的康复治疗。

周宾宾有计划、有步骤地努力打造一支具有较强临床、科研、教学能力和较高学术水平的康复专业团队。在康复诊疗上带领团队以"枢经理论"为指导，将现代筋膜理论系统与传统经筋理论系统相结合，注重整体平衡恢复的治疗理念；人文方面关注患者自身的情志心理改善、功能锻炼及生活中不良习惯的修正，通过医患结合实现患者的身心康复。

如今，医院康复医学科是广西中医康复中心、广西中医康复临床研究基地、广西中医中西医结合康复医学联盟会长单位、国家标准化心脏康复中心建设单位，是集康复临床、教学、科研、保健于一体，以中西医结合康复为诊疗特色的专科。拥有 5 项国家自然科学基金研究课题。

作为医院康复医学科发展的见证人和重要参与者，周宾宾深感学科的进步和发展离不开医院正确的办院方向和领导的关怀引导。他精研康复领域，参与多部"十三五"国家规划教材编写任务，如《运动医学》《中医传统康复技能》《中医康复学》《中医筋伤学》《中医正骨学》等，充分展现了广西中医药大学第一附属医院康复医学科的知名度和影响力。

## 岐黄杏林，传承创新康复系疾病诊疗

2014 年，周宾宾广西名老中医传承工作室经广西壮族自治区中医药管理局批准成立，工作室依托广西中医药大学第一附属医院康复医学科进行建设，主要任务是挖掘整理、传承弘扬周宾宾名中医的学术经验，在继承和发扬国医大师韦贵康教授倡导的中医"督柱"理论的同时，不断探索周宾宾推崇的中医"通则不痛、痛则不通，荣则不痛"的理论在康复医学科中的应用。

在学术方面，工作室长期以来专注于颈肩腰腿痛的中西医治疗和脑卒中、骨关节损伤康复及脊髓损伤康复的研究，因其疗效好，深受患者好评。在痛症康复方面，工作室开展了多项课题研究。除传统针灸、拔罐、艾灸、整脊手法等技术干预之外，工作室引进推广的内热针治疗技术、三氧疗法技术对软组织损伤疾病尤其是顽固性软组织疼痛有独特疗效，解决了大量难治性腰椎间盘突出症、带状疱疹后遗神经痛、偏头痛、偏瘫痉挛等疑难病痛。

目前，工作室已总结、整理、编写形成"中风病（急性脑血管疾病）中医诊疗方案""腰痛病（腰椎间盘突出症）中医诊疗方案""项痹（颈椎病）中医诊疗方案""膝骨关节炎中医诊疗方案"等优势病种诊疗方案。

在脊髓损伤康复基础理论探索研究方面，工作室围绕中医"瘀祛新生，治痿独取阳明"理论，从不同视角开展电针对受损脊髓大鼠的脊髓损伤神经再生微环境调控机制、神经可塑性的研究，获得了国家自然科学基金项目资助 2 项、广西自然科学基金项目资助 2 项。实验结果显示，电刺激能有效抑制大鼠体内有害物质的释放和促进有益物质的释放，从而对抗和减轻脊髓继发性损伤和促进脊髓神经再生，为临床开展针灸治疗脊髓损伤提供了实验学循证佐证。

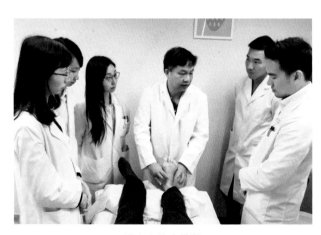

周宾宾临床带教

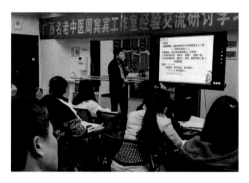
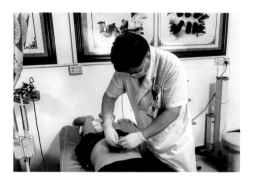

周宾宾工作室经验交流探讨学习班

广西"名中医八桂行"活动中，周宾宾为顽固性疼痛的腰椎间盘患者实施内热针治疗

　　工作室成立以来，借助医院医联体、对口支援、科室专科联盟协作平台，以广西"名中医八桂行"项目为契机，开展"感党恩　跟党走　我为群众办实事"名中医八桂行义诊、巡诊带教、学术讲座等活动，积极推广和应用周宾宾倡导的"侧旋提推整脊方案治疗颈肩痛技术"。该项技术多次被来宾、金秀、武宣、宾阳、宁明等基层中医院作为培训教材用于对基层和乡村医生培训。

　　在周宾宾的指导下，工作室团队将中医手法、针灸、经典验方与康复系疾病有机结合，注重现代医学理论和中医论治体系的创新，助推康复系疾病中医药及康复手法防治传承创新。

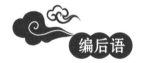

编后语

　　"结缘广西中医药大学第一附属医院，在医院这块沃土中生根发芽，得到医院大平台的培养和锻炼，是我的荣幸。"周宾宾常说道。

　　在广西中医药大学第一附属医院这些年，周宾宾与医院一同成长，与康复医学科一同发展，他浇筑心血、倾心陪伴，医院已成为周宾宾的第二个家。如今，恰逢医院80周年院庆，周宾宾寄语广西中医药大学第一附属医院："饮水思源，感恩广西中医药大学第一附属医院的栽培和厚爱。祝广西中医药大学第一附属医院守正创新，积历史之厚蕴，继往开来，再谱华章！"

## 李双蕾广西名老中医传承工作室

# 以仁心为灯点亮生命
# 传承开创内分泌新路

李双蕾（1963— ），女，汉族，广西桂林人。主任医师，二级教授，硕士研究生导师，广西名中医，广西中医药大学第一附属医院内分泌科学科带头人。世界中医药学会联合会内分泌专业委员会副会长，中国民族医药学会内分泌分会副会长，中国中西医结合学会内分泌专业委员会委员，广西医学会骨质疏松和骨矿盐疾病分会副主任委员，广西预防医学会慢性病防治专业委员会副主任委员。主持2项国家自然科学基金课题及3项省级课题。发表学术论文100多篇，其中SCI收录4篇，主编著作1部。

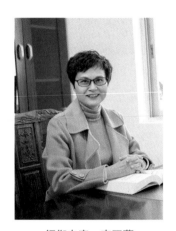

领衔专家：李双蕾

从有记忆开始，李双蕾就与广西中医药大学第一附属医院结下不解之缘。她的母亲曾经是该医院的护士长，每当工作忙没有办法照顾她的时候，母亲就把她带到医院，安排在值班室。小小年纪的李双蕾就在医院浓浓的消毒水气味中、白衣天使们忙碌的身影中、患者们充满希冀的目光中度过了自己的童年。

在她记忆中，每当感冒发烧，母亲总会为她煎好那一碗碗苦涩的中药，这药对于年龄尚小的李双蕾而言苦涩难咽、令人抗拒，却总能及时治好她的病。自此，中医就在她幼小的心灵扎下了根……

# 立志行医强信心，"钻入"中医深处精研专科

1980 年，17 岁的李双蕾考入了广西中医学院。5 年后，她凭借优异的成绩在广西中医学院第一附属医院正式开启了中医职业生涯。

刚参加工作时，李双蕾曾遇到一位因反复发热半年多时间辗转于各医院皆未见疗效的患者，在广西中医学院第一附属医院经中医辨证论治，仅服用三剂补中益气汤就奇迹般的热退痊愈，这让李双蕾切身实地体会到中医治疗疾病的神奇之处。

在此后的临床工作中，一个个真实的病例更令李双蕾深深折服于中医的独特魅力，促使她一边参加医疗工作，一边加强对中医经典的学习。1988 年，李双蕾参加成都中医学院全国师资提高班，也是在这次学习期间，她深受"全国名中医"张发荣教授的影响，从此对中医防治内分泌及代谢性疾病产生了浓厚兴趣。

1995 年，经过医院多年的发展和所有职工的共同努力，医院通过了国家"三级甲等中医医院"评审。带着"三甲"中医人的荣誉与责任，李双蕾全身心地投入医疗工作中。1999 年，李双蕾在担任医院高干科副主任之职的同时成为硕士研究生导师。

随着工作与学习的深入，李双蕾深知现代医学知识的储备对于一名优秀的中医师的重要性。2000 年 9 月，她来到华中科技大学同济医学院附属同济医院内分泌科及心内科进行为期一年的进修学习。在进修期间，经过系统严格的培训，结合自身的知识与临床经验，李双蕾在内分泌及代谢病领域形成了全面系统的知识框架与经验积累。2002 年，李双蕾担任新成立的内分泌科副主任一职。自此，李双蕾把中西医结合防治内分泌及代谢性疾病作为自己的终身课题。

2007 年，医院新大楼正式启用，内分泌科正式搬入新病房，开启了新的征程。同年，李双蕾被委任为内分泌科主任。随着其在中医内分泌领域声誉的积累，2008 年，李双蕾获授"广西名中医"荣誉称号，2009 年开始担任内分泌科学科带头人。

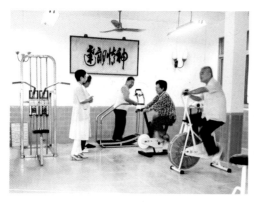

李双蕾在高干科剪影

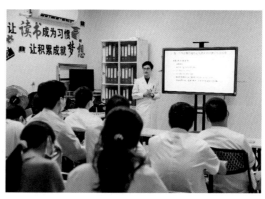

李双蕾进行传承教学活动

从医至今，李双蕾已在这条道上走过了 38 个春秋。经过多年的临床实践与经验总结，李双蕾擅长运用中西医结合的方法来诊治内分泌及代谢性疾病，尤其擅长运用中医治未病理论防治糖尿病及各种慢性并发症、甲状腺疾病、骨质疏松症、痛风、血脂异常症等疾病，为许多患者解除了病痛。

## 悬壶济世为己任，中西医结合防治疾病

2012 年，随着广西中医学院正式更名为广西中医药大学，医院也更名为广西中医药大学第一附属医院，内分泌科的门诊量逐渐增加。

在李双蕾接触的诸多病例中，有一名甲状旁腺功能亢进症的患者令她感慨良多、顿生思考。这位患者在髋部骨折后才来就医，经确诊后成功切除增生的甲状旁腺，而严重的骨质疏松让 42 岁的她生活质量不尽如人意。从此，李双蕾深刻地认识到提高骨质疏松症的知晓度和防治水平的重要性。

小月也是李双蕾从医生涯中印象最为深刻、随访至今的患者之一。最初，26 岁的小月因"反复腹痛、呕吐，不能正常进食"前来就诊，长期的病痛使她无法正常工作，疾病带来的情绪异常令她不能独立生活。李双蕾经过详细地询问小月的病史与体格检查情况，发现小月存在明显的生长发育迟缓、皮肤异常黝黑问题，尤其是在皮肤皱褶处更为明显。追问病史，发现小月在儿童时期曾因"抽搐"在外院被诊断为"癫痫"。

根据多年临床经验，秉承着治病求本、以人为本的态度，李双蕾给小月完善了一系列检查，发现其存在严重的低钙血症。实验室及影像学检查提示甲状旁腺激素水平偏低、皮质醇水平降低，肾上腺 CT 检查提示存在双侧肾上腺萎缩，头颅 CT 显示患者小脑齿状核、两侧基底节及额叶对称性钙化灶，最后确诊为原发性肾上腺皮

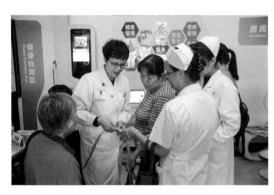

李双蕾在基层义诊中为群众做健康指导

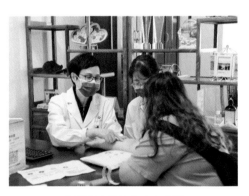

李双蕾在门诊为患者看诊

质功能减退症、甲状腺旁腺功能减退症。李双蕾根据小月的病情给予其激素替代、补充钙和活性维生素 D 治疗，同时针对患者的病证，开具了以补肾养肝为主的中药。

经过中西医结合治疗，小月的食欲恢复正常，情绪逐渐平稳，各项指标趋向正常。随访过程中小月的皮肤日渐白皙，性格逐渐变得开朗活泼，工作、生活均重回正轨，与初诊时判若两人。

随着学科诊治水平的提高，骨质疏松症、甲状旁腺功能亢进症、骨软化症、家族性高钙血症等一系列骨代谢疾病在广西中医药大学第一附属医院得以明确诊断，中医药治疗该类疾病的优势逐渐突显。李双蕾敏锐地把中医药防治骨代谢疾病作为其主要研究方向，以提高广西全区骨质疏松症的知晓度及中西医结合防治水平为己任，并为之不断努力。

此外，基于多年的中西医学术积累，李双蕾对于糖尿病及其并发症的防治亦具有深厚的造诣。她擅长采用中医序贯疗法治疗糖尿病周围神经病变、糖尿病胃轻瘫、糖尿病神经源性膀胱等疑难病症，疗效很好，深受患者好评。

## "沉醉"开创新路，传承经验提升疗效服务

2014 年，在广西名老中医传承工作室建设项目的资助下，李双蕾广西名老中医传承工作室正式成立。工作室旨在开展李双蕾名中医的学术经验传承和创新工作。工作室成立以来，注重传承和发展中医，创新中医治疗手段，确定中医药特色明显的重点病种，优化个体治疗方案的设计；秉承"和而不同，以平为期"的中医理念，坚持以"阴阳自和"为目标，积极借助现代医学诊断技术，针对不同分型、分期及证型的疾病，应用不同的治疗原则。

目前，团队成员共 7 名，其中副高级以上技术职称 3 人，中级技术职称 4 人。在李双蕾教授的带领下，工作室专注于糖尿病、骨质疏松症、痛风、甲亢、甲减、肾上腺疾病等多种内分泌疾病的中医诊治，致力于中医药防治内分泌及代谢性疾病工作，擅长采用中医序贯疗法治疗糖尿病及其并发症。

值得关注的是，李双蕾基于自己在骨质疏松症诊疗方面的经验提出了"脾肾同病，虚瘀并存"理论，并在此方向上进行深入研究及有益探索，连续获得国家自然科学基金、广西科技计划项目等多项资助，在中医药防治骨质疏松症研究方面取得了一系列成果。随着李双蕾在全国中医药防治骨代谢疾病领域声誉的不断提高，2019 年，她被聘为中国中西医结合学会内分泌专业委员会骨质疏松专家委员会副主任委员。

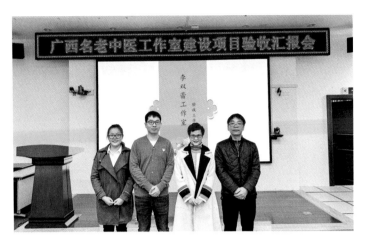

李双蕾广西名老中医传承工作室建设项目验收汇报会

如今，工作室也传承了李双蕾的"脾肾同病，虚瘀并存"理论，实力居于全区领先水平。同时，工作室积极寻找、调整及扩大专科专病新的突破口。目前，"壮骨方防治骨质疏松""益气养阴清热方在糖尿病相关防治研究"相关研究成果已在广西中医药大学第一附属医院推广，即将在区内外其他医院推广，创造了一定的社会效益。

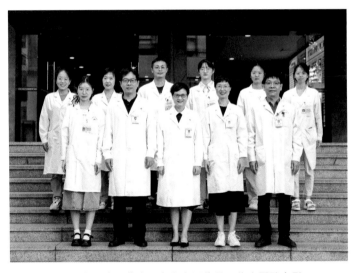

2022年，李双蕾广西名老中医传承工作室团队合影

李双蕾广西名老中医传承工作室成立至今，已成功举办4次"广西名中医李双蕾教授经验传承研讨会"（自治区级继续教育项目），广受基层医院医务人员好评；在中医药防治内分泌疾病研究方面更是获得了国家自然科学基金2项，广西科技计划课题1项，广西自然科学基金4项，发表论文70多篇；作为硕士研究生导师的李双蕾更加意识到学术精专与传承的重要性，她不断总结学术经验，培养学术骨干6名、硕士

研究生40多名。

以广西"名中医八桂行"项目为契机，迄今为止，李双蕾名中医团队完成多次下基层工作任务，到对口医院武宣县中医院进行讲学、业务培训、教学查房、巡诊带教、病例讨论等活动，扩大科室名中医团队在基层医院的社会影响力；在"联合国糖尿病日""国际骨质疏松日"进入社区组织宣教、义诊活动，加强名中医团队的社会认知度。

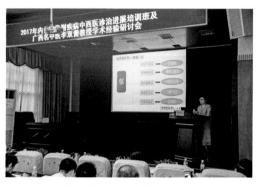

李双蕾学术经验学习班活动

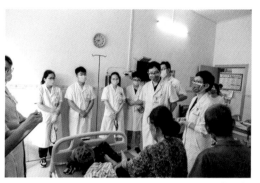

李双蕾在广西"名中医八桂行"活动中开展教学查房活动

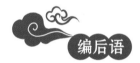

编后语

　　多年来，李双蕾始终秉持"如临深渊、如履薄冰"的行医理念。她严谨的态度、精湛的医术对工作室团队成员及内分泌科年轻医师产生了深刻的影响，他们以李双蕾为榜样，不断在内分泌疾病上钻研探取，以谋求中西医结合防治疾病的突破。

　　如今，李双蕾广西名老中医传承工作室的工作重点仍然是纵深推进李双蕾学术思想和临床经验继承工作，制定并推动打造名医学术团队传承创新高地工作方案，持续加强名中医工作室、工作站团队建设，组建以名中医为核心的创新团队。

　　值此广西中医药大学第一附属医院80周年院庆之际，李双蕾希望工作室与医院能继续共同成长与进步。她寄语广西中医药大学第一附属医院："八十年披荆斩棘风雨兼程，广中医奋进勃发守正创新，悲悯苍生，精业笃行，继往开来，更书新篇章。"

## 躬行实践巧以经方祛疾
## 深挖广拓搭建传承之桥

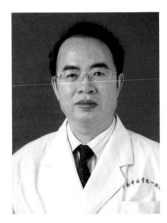

黄贵华（1963—　），男，汉族，广西容县人。医学博士，教授，博士研究生导师，第七批全国老中医药专家学术经验继承工作指导老师，桂派中医大师，广西名中医。广西中医药学会经方专业委员会主任委员，国家临床重点专科脾胃病科学术带头人。从事中医内科学的临床、教学及科研工作30多年。先后师从全国老中医药专家学术经验继承工作指导老师林沛湘教授、李锡光教授和蒙定水教授，国医大师黄瑾明教授，就读博士期间师从湖南名医黄政德教授、旷惠桃教

领衔专家：黄贵华

授和潘远根教授。具有较深的中医和现代医学功底，精通《伤寒论》，擅用经方治疗临床常见病、多发病以及疑难危重病症，尤其在慢性胃肠炎、消化性溃疡、便秘、慢性肝炎、肝硬化、消化系统肿瘤以及一些疑难危重病症的中医治疗方面有独到之处，临床用药注意味厚功专。

谈起黄贵华与广西中医药大学第一附属医院的缘分，可谓因缘际会、情深谊长。自1981年9月黄贵华进入广西中医学院中医学专业就读本科起，黄贵华便在冥冥中与该医院结下了深厚的情缘，至今已40多年。

2022年恰逢广西中医药大学第一附属医院建院80周年，追忆往昔，岁月峥嵘，精韧不怠，与时俱进。如今，黄贵华成为第七批全国老中医药专家学术经验继承工作指导老师，并入选桂派中医大师培养项目，与医院的牵绊越来越深长……

医道传承

## 勤思学、精钻研，临床带教躬行实践

黄贵华对中医的兴趣，始于20世纪80年代他遇到一位再生障碍性贫血患者。当时，患者用激素等药物治疗无效，病情反复，血红蛋白只有30+g/L，骨髓穿刺无法穿出骨髓，然而服用大菟丝子饮几个月后血红蛋白升到100g/L。正是从那个时候开始，中医疗效之神奇，令黄贵华大为惊叹，遂对中医产生兴趣和执着。

进入广西中医学院后，黄贵华刻苦读书、勤奋学习，研读经典、融会贯通，毕业后因基础扎实、专业能力强、综合素质高，被分配到了广西中医学院教务处负责教学管理工作，同时在当时的广西中医学院第二附属医院兼顾临床工作。2003年，黄贵华在学校本科教学水平评估中荣获特等功。

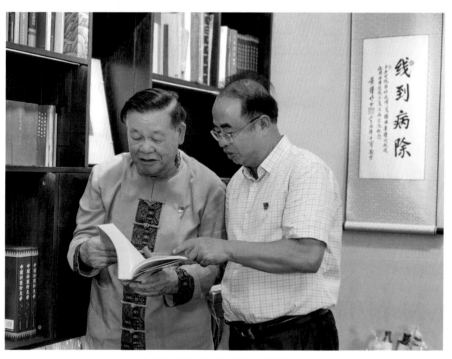

黄贵华与国医大师黄瑾明探讨学术问题

工作期间，黄贵华不断精进自我，极大地提高了他的管理能力和临床能力，并在繁忙的工作之余，攻读了硕士学位和博士学位，最终其优秀的工作能力在2008年被发掘，经各部门领导选举后将其任命为广西中医学院第一附属医院院长。

从读书到工作，40年来，黄贵华见证了学校校区从明秀到仙葫的不断扩大，见证了学校从广西中医学院更名为"广西中医药大学"，见证了学校从本科学位授予点到硕士、博士学位授予点的教学质量提升，也见证了广西中医药大学第一附属医院由仅有东葛院区至增加了仁爱分院、仙葫院区的稳步发展。

　　黄贵华始终不忘初心，砥砺前行，坚持临床一线和带教工作，秉信"只有擅长运用《伤寒杂病论》才能成为中医大家，灵活运用经方在治疗大病时才能效如桴鼓"的理念，精研《伤寒杂病论》，结合临床，在广西中医药大学第一附属医院、广西中医药大学附属瑞康医院、防城港市中医医院系统地讲述"《伤寒论》及其临床应用"等系列经典课程，获得一致好评。

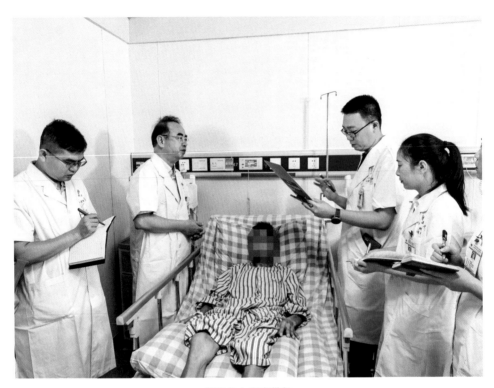

黄贵华在查房带教

　　在培养中医传承人的教学过程中，黄贵华注重因材施教，对于无医学基础或医学基础薄弱的学生，擅长运用朴实的语言和生活实例，使其深谙其理；对于专业基础较好的学生，善于结合临床典型病例和经典原文，注重培养学生经典临床思维。

　　这些年来，黄贵华主持国家自然科学基金、广西壮族自治区卫生厅、广西壮族自治区科技厅、广西壮族自治区中医药管理局等各级别科研项目共20项，荣获中国民族医药学会科学技术奖一等奖1项、广西科学技术进步奖二等奖2项、广西医药卫生适宜技术推广奖1项、广西高等教育教学成果奖一等奖2项，先后主编学术专著5部，作为第一作者或通讯作者发表学术论文60多篇，其中SCI论文3篇。由于中医理论与临床基础扎实，黄贵华被遴选为全国中医药院校规划教材《内科名家与学派荟萃》的主编，得到国内同行的认可。

## 读经典、跟名师，擅用经方挽危拯疴

黄贵华从未停止"读经典、跟名师、做临床"的脚步，他作为国医大师黄瑾明教授主持的国家中医药管理局认定的第一批中医学术流派——广西黄氏壮医针灸流派的主要学术传承人，主要负责带状疱疹的壮医特色诊疗方案的制定与推广和壮医特色诊疗的推广应用，以及黄氏壮医针灸的相关学术经验的传播与继承。

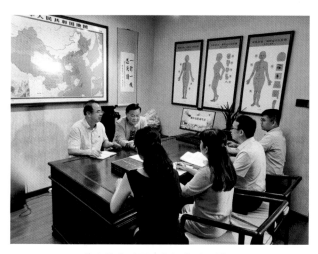

黄贵华在听国医大师黄瑾明讲课

黄贵华在民族医药的推广应用上不遗余力，也传承学习黄瑾明等诸家名医的学术思想与临床经验，刻苦钻研实践。在林沛湘、李锡光、蒙定水、班秀文、黄瑾明等一代广西中医药大学名师和黄政德、旷惠桃等湖南中医药大学名师的培养下，经过多年的努力，黄贵华从一名懵懂的中医学子成长为广西名中医。

经过多年的精研，黄贵华临床擅用经方防治脾胃病、擅治血液病、内科杂病和癌症综合治疗术后、危急重症、带状疱疹等，积累了很好的口碑，并保留了大量临床验案，让后人少走弯路，最大限度地减轻患者的痛苦，走向康复。

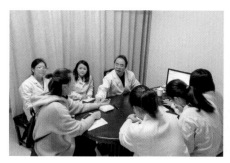 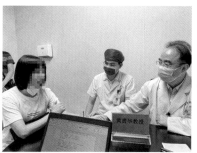

黄贵华在耐心问诊

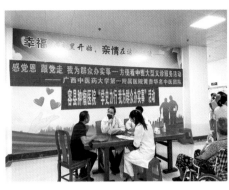
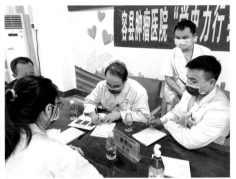

黄贵华在容县肿瘤医院义诊

在受益的众多患者中，感触最深的莫过于王女士。"吃过很多药，如果找你都不行，就只有死路一条了！"王女士曾对黄贵华这么说。王女士是一名萎缩性胃炎伴肠上皮化生患者，最初在其他医院检查时，很多医生诊断为癌前病变。"当听到这个消息后，我感觉如晴天霹雳一般。"王女士说。

治疗前期，王女士曾吃过很多药，然而症状并未得到缓解，也未能找到更好的办法，于是王女士来到了广西中医药大学第一附属医院，尝试进行中医治疗，在这里，王女士遇到了黄贵华。黄贵华详细地向王女士解释病情，耐心地安慰她："现在不是癌症，放下心，不要想那么多，先吃中药。"

黄贵华根据王女士的病情进行辨证施治。经治疗，王女士胃脘部烧灼感明显减轻，腹胀、反酸较前减轻，大便情况由溏薄转变为成形，睡眠情况较前好转。"黄医生开的药跟其他医生开的药不一样，吃完黄医生的药之后感觉身体很舒服，我很庆幸遇到了黄医生，他是我遇到过最细心的医生。"王女士常常对人说道。

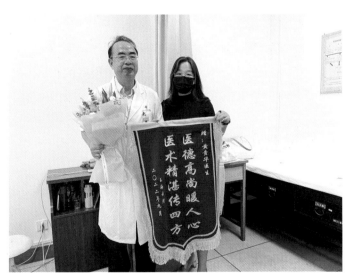

患者为黄贵华送上锦旗

医道传承

持续不断的临床实践，让黄贵华在中医药治疗急重症上也颇有心得，他在广西中医药大学第一附属医院、附属瑞康医院 ICU 查房时，开展中医药治疗急重病症，取得了较好的效果，形成了较大的影响力。

## 深提炼、强推广，俯首拓耕传承发展

2017 年，医院在广西壮族自治区中医药管理局的支持下成立了黄贵华广西名老中医传承工作室。工作室主要任务旨在全面深入地整理、继承、推广黄贵华的学术思想和临证经验，将脾胃病诊疗经验、经方学术思想等推广应用于脾胃病、呼吸道疾病、肿瘤后遗症或杂病的治疗，同时总结壮医相关学术思想用于壮医药的医教研建设；建立黄贵华学术经验传承推广平台，开展应用中医治疗脾胃病、杂病、多发病诊治工作，形成系统的诊疗方案，并推广运用于临床；研究黄贵华学术思想并形成专著出版；培养一批高层次传承人才，推动中医药和民族医药传承创新发展。

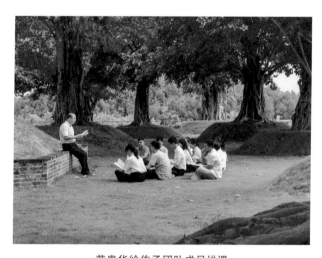

黄贵华给传承团队成员讲课

黄贵华常与团队成员俯首案前，对其学术思想进行总结。包括但不限于：

★提出仲景脾胃学说。胃气强弱与六经传变的方式及六经病的性质密切相关，提出六经治法体系中应重视脾胃，认为病在太阳应助胃气以祛邪；病在阳明清下燥热以存胃阴；病在少阳顾护太阴防传三阴；病在三阴温补脾阳防恶变；差后劳复，调理脾胃以固本等观点。

★提出六经时空属性。太阳是人身藩篱，六经受病，太阳首当其冲；阳明是人身的"高压线"，邪传阳明，化热化燥；少阳是寒热虚实转折之枢，出阳则热，入阴则寒；太阴是人身的阴经防线，邪越太阴，转重转危；厥阴是六经病的最后阶段，阳回则生，阴进则死等观点。

★提出"带太阳病""类太阳病"。一些内伤杂病可归属"带太阳病"或"类太阳病"，可通过汗法治疗；提出过用寒凉，懈怠阳明，则邪入三阴；提出少阳病的"和"是清透少阳邪热与固护太阴；提出乌梅丸为厥阴病主方，非为蛔厥专设等观点。

★提出中药序贯给药模式和回归治疗。急性病重视中药给药的时间与药量关系，临床用药注重味厚功专；慢性病注重有方有守和回归治疗，疾病后期重视填精补肾，认为填精补肾是慢性疾病的回归治疗。

★提出激素属温阳药。用中医理论全面阐述激素的性味归经、功效作用、中药对激素的协同作用、不良反应的中医处理；提出激素抗休克的机理是"激动肾阳，回阳救逆"，激素退热的机理是"动用肾精，引水救火"等观点。

★脾胃病注重温阳。认为脾胃病中PPI和胃肠抗菌药的广泛运用，可耗伤阳气，提出脾胃病应注重温阳，在治疗中无热证可据，便当兼温的观点。

目前，工作室以医院仙葫院区脾胃肝病科为依托，刘熙荣为负责人，制定了壮药消痞导滞片、大菟丝子饮2个协定方；整理和形成了功能性消化不良、腹泻型肠易激综合征、便秘及蛇串疮诊疗方案4个，并在医院广泛推广；坚持以培养高质量的中医人才队伍为己任，培养了副高级职称3人，主治医师6人，博士研究生2人，硕士研究生23人；举办省级继续教育项目3项，接纳外单位进修人员9人，获得省部级奖励奖项1项；在国内期刊发表与名中医学术经验和思想相关的论文300多篇，其中

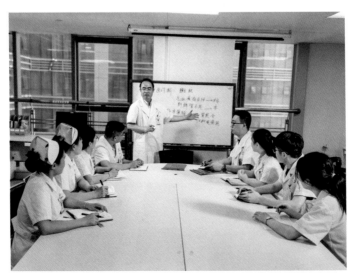

黄贵华团队在进行病例讨论

有 60 多篇发表在核心期刊；已出版专著《广西黄氏壮医针灸流派临床经验全图解》，编写了专著《黄贵华学术观点及临床经验集》。

建立工作室后，黄贵华依旧坚持临床实践与传承授课，传承团队坚持临床跟诊及学习，先后举办了"黄贵华讲伤寒论""扶阳学派常用药对配伍""中医对危急重症的认识和诊疗"等学习课程；工作室建设期间，黄贵华主持省部级课题 2 项，厅局级课题 2 项，其中项目"广西黄氏壮医针灸流派的传承与推广"获 2017 年中国民族医药学会科学技术奖一等奖。

2022 年是"十四五"规划的关键之年，医院再一次迈上发展跨越的新起点，黄贵华广西名中医工作室也顺利通过验收。工作室将抓住机遇，加强整理、推广中医临床经验和学术思想，继续培养高层次的中医临床人才，扩大中医在群众中的影响力，造福广大人民群众。

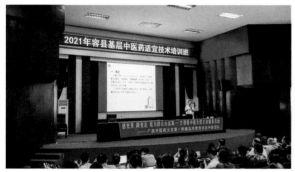
黄贵华在容县讲课

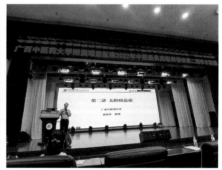
黄贵华在瑞康医院讲课

编后语

　　士不可以不弘毅，任重而道远。40 年的中医路走到今天，黄贵华成果颇丰，却常常提醒自己"切勿骄傲自满"。

　　"着手成春不多言，砥砺前行八十年。同心同力同希望，精益求精共流芳。"黄贵华将精进诊疗水平、扩大诊疗范围作为自己的前进方向，除继续专研中医治疗前述疾病外，还将致力于攻克中医治疗重症肺炎、甲状腺功能亢进或减退、糖尿病、高血压、抑郁症、癌症、小儿多动症等疑难杂症的难关，"我希望能为中医的临床诊疗、为群众的生命健康尽绵薄之力。"黄贵华如是说道。

# 从脾胃治未病到重症疑难病
# 持守正创新展大医精诚

　　谢胜（1966—　），男，汉族，江西安远人。主任医师，二级教授，博士研究生导师，博士后合作导师，第七批全国老中医药专家学术经验继承工作指导老师，桂派中医大师，广西名中医。广西中医药大学第一附属医院院长，国家中医药管理局中西医结合临床重点学科带头人、国家中医药管理局高水平中医药重点学科中医养生学建设项目负责人、国家卫生健康委脾胃病临床重点专科带头人、广西中医药治未病研究中心主任、广西中医脾胃病研究所所长、广西中医药大学养

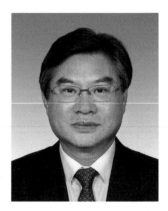

领衔专家：谢胜

生学专业带头人，兼任中国民族医药学会脾胃病分会会长、中华中医药学会脾胃病分会副主任委员、世界中医药联合会消化病分会副会长、中华中医药学会治未病分会副主任委员、中国医师协会中医师分会副会长、中国医院协会中医院分会副会长等职，新冠疫情发生后任广西壮族自治区新冠病毒感染中医药救治专家组组长。具有深厚的中医经典与现代医学功底及丰富的中西医多学科临床实践经验，致力于中医脾胃病、治未病、重症疑难疾病的实践与研究。带领团队创新打造"经方联合中医外治疗法脾胃重症疑难病多脏腑辨病辨证诊治模式"，创新构建"四象脾土和五脏治未病模式"，创立基于中西医病机融通从"五痹"切入组方急危重症疾病救治模式。擅长应用经方、膏方及中医外治法，在脾胃病、治未病养生保健、急危重症中西协同救治等方面有独到经验。

行医 36 载，谢胜始终坚持"以人民健康为中心"，将"传承创活力，律动中专研"作为箴言，倡导"向真、向善、向美、向内、向上"的"五向"人文文化，守正创新、与时俱进，求真务实、坚持不懈，救病于痛彻，传道于后学，从不停歇地走在中医药创新发展事业第一线，为中医药事业培养卓越人才，践行"医""师"之初心使命，是传承大医精诚的贤者典范。

第六届"中国医师奖"、第五届"人民名医·卓越建树奖"、2021 年"'德上医学'医院管理优秀奖"、2022 年度中华中医药学会"优秀管理人才奖"等一项项荣誉称号是对谢胜贡献的见证和认可。

## 立志从医，以仁爱之心走一条人生新路

在江西赣州安远农村长大的谢胜，早年经历可谓磨难，年幼时目睹了病痛带给家人乡里的苦难，让谢胜在心中坚定地立下了信念——去学医，当一名济世救人的医者，不仅要救治家里乡亲的病，更要救这世上所有被疾厄所困的百姓！少年的话当然不是一时热血。少年意气，青春许诺，一言既出，一生兑现。后来的谢胜成为了村里的第一个大学生，毅然决然踏上了医学的道路，不畏求道之艰辛，不忘年少之志向，在那段漫长而遥远的岁月里，每一页翻到褶皱的书本都见证了这个少年"吹灭读书灯，一身都是月"的刻苦学习的身影。

1987 年，医学院校毕业后的谢胜被分配到了江西的一家矿山医院工作，在那里的七年，谢胜不断磨砺和沉淀了自己扎实的临床基础。1994 年，谢胜考取江西中医学院，成为国医大师、原江西中医学院院长皮持衡教授的研究生。受到国医大师殷殷教诲的谢胜，发现了祖国传统文化中浩瀚如烟海的中医瑰宝，开始踏上了祖国医学"问道·求知·探理"之路。

唤起一轮明月，相照满怀冰雪。学成出师的谢胜没有忘记自己的许诺，他一路南下，向八桂而行，践行救死扶伤之使命。

1997 年，谢胜作为人才引进进入柳州市中医医院。寒

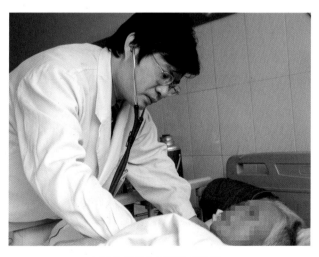

青年谢胜为患者详细诊察

来暑往，无论是否值班，谢胜几乎每天都泡在医院，只要遇到重症病人抢救他都会第一时间积极参与。凭借超出常人的努力付出，以及对患者温暖的态度，谢胜的门诊量短短几个月内成为全院前茅。谢胜的突出表现很快得到了患者、科室及院领导的肯定，从住院医师破格聘任为副主任医师，两年后又再次破格聘任为主任医师。

2013 年年底，谢胜调任广西中医药大学，先后任第一附属医院副院长（兼脾胃病科、中医治未病中心主任）、院长（兼脾胃病、中医治未病中心学科带头人、脾胃病研究所所长），以"传承创活力，律动中专研"作为箴言，引领着中医院向着更光明的未来前行。

谢胜从医以来，始终在不断思考如何解决患者"看病难"问题，创造性地提出疾病的中西医病机融通，并不断探索中西医协同急危重症疑难疾病救治的有效手段。春华秋实，天道酬勤，中医药及中西医救治奇迹也在谢胜的诊疗下日益彰显。

初坐门诊时期，一个受便秘严重困扰数十年的老年患者，在服用了谢胜开的中药后，三日内便如厕自由。该患者无比兴奋地奔走相告，夸赞其医术高超、疗效神奇！这近 30 年前的画面谢胜至今记忆犹新，"悬壶济世，大济天下苍生"，谢胜在那时第一次感受到了这句话带给患者的千钧力量。正是一次次见证了中医药在患者身上的神奇疗效，让他痴迷于对中医的钻研与探索。

谢胜常说，中医的灵魂在于经典的学习实践，医者须从中医经典中汲取进步的力量。言出必行，他数十年如一日地"学习中医、感悟中医、实践中医"，带领脾胃病科、治未病中心师生团队如切如磋，如琢如磨，不断精进中医诊疗水平。"他的眼睛像老鹰一样锐利。"患者信任他的诊疗技术，并如此评价他。慕名前来就医的病人甚多，个人常年单日门诊量百余人次。

谢胜常常告诫学生："医者要常怀怜悯之心、恻隐之心、仁爱之心。"为让平时工作繁忙抽不出时间的患者能方便看病，他长期坚持周六假日门诊，在广西率先开展了夜间专家门诊，患者纷纷称赞"这真是造福一方百姓的好事啊"。工作上废寝忘食的他，躬行"纯粹于专注诊疗那一刻，幸福于治愈离去一瞬间"的箴言，哪怕是结束了一天繁忙的门诊，仍常常到一线指导危重患者的救治。正是由于精益求精的技术和这一片冰心在玉壶的情怀，他赢得了众多粉丝患者的信赖，用病人的话说网上挂他的号简直就是"秒杀"，常常一家人或是一个村庄、地区结伴而来就医。

2020 年新冠疫情暴发初期，谢胜带领团队在治未病领域率先通过线上平台推送抗疫方案，服务武汉居民人数位列全国首位，先后获得长江日报、人民网报道。2021 年德尔塔新冠病毒入侵广西边境，谢胜、刘园园师徒坚持 200 余天远程会诊开方，利用八小时工作之余时间解决了 800 余例"最难啃"的新冠病人开方治疗问题。2022 年初广西百色疫情期间，谢胜主动投身抗疫一线，在洁白的防护服下，是不分昼夜

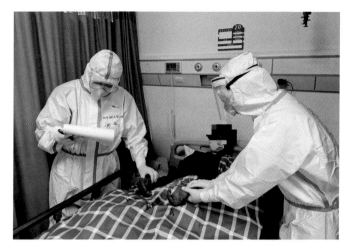

2022 年初，自治区新型冠状病毒肺炎中医药救治专家组组长谢胜深入红区为患者把脉问诊开中药处方

救治患者的坚定身影，也是黄沙百战穿金甲、不破楼兰终不还的坚毅眼神，他制定的中医药抗疫方案先后得到国家新冠病毒感染救治中医专家组的充分肯定。

抗疫三年来，谢胜作为广西新冠病毒感染中医药救治专家组组长，将"四象脾土和五脏"治未病模式的核心理论成果和技术方法转化应用于疫情防治全过程；主持制定了不同阶段的广西新冠疫情中医药防治方案，研发益气清瘟饮合剂、泻白清温饮、宣痹清瘟饮、宣痹清燥化湿汤等制剂；带领专家团队主持国家中医药管理局及自治区科技厅"新冠肺炎中医药应急专项"项目 4 项。

医之大者，为国为民。在这场人民至上、生命至上的抗疫大考中，谢胜交出了满意答卷，为广西疫情防控作出了突出贡献。

### 追求卓越，以守正创新成一身事业新功

谢胜作为脾胃病及治未病专科学科带头人，创新专科学科建设理念，带领团队心无旁骛地坚持临床、教学、科研工作，坚持以"患者满意"为中心，以"提高临床疗效"为核心；坚持遵循中医药发展规律，守正创新，中西医协同；坚持突出中医文化技术在防病治病中的运用，不断探索"全程全生命周期维护健康"的服务路径；重视体病相关，脏腑枢机调衡，四象脾土调五脏，孜孜不倦地探索中医药群体化治疗与个体化精准治疗相结合的有效路径。从柳州到南宁，带领 4 个团队打造国家级一流特色专科，对促进我国各级中医医院专科建设及中医药文化理论技术创新发展起到了积极的推动作用。

创新脾胃病诊疗新模式，为脾胃病行业探索出专科学科发展新路径。

——打造经方联合中医外治疗法治疗脾胃疑难病症复合病机多脏腑辨病辨证诊治模式，在辨析"五行十态体质"的基础上，使用仲景经方、中医外治疗法、经方膏方进行异病同治、同病异治，疗效显著，屡起沉疴。多项技术被纳入国家中医药管理局重点病种诊疗方案。开展全国脾胃病专科团队技术培训班8期，为推动行业发展作出了积极贡献。

——作为国家脾胃病重点病种诊疗方案审核专家、胃食管反流病中医诊疗方案协作组副组长，参与我国主要脾胃病病种中医诊治方案的制定与审核工作，参与制定中华中医药学会脾胃病分会牵头的《常见脾胃病中医诊疗专家共识意见》《新型冠状病毒感染胃肠功能紊乱中医诊疗专家共识》。

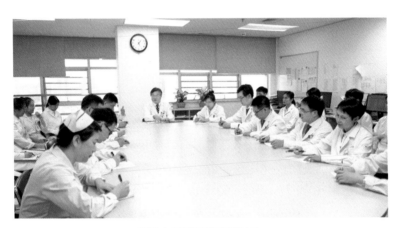

谢胜与同事开展病例讨论

率领团队创新构建脾胃治未病模式体系，为推动中医治未病行业高质量发展提供科学范式。

——先后提出"以枢调枢""时枢调衡""以俞调枢""以象补藏"等学术观点，带领团队率先将红外热成像技术应用于临床，并对疾病病机及"五行十态体质"进行研究，形成"四象脾土和五脏"治未病理论体系，出版理论专著《四象脾土六气调神论》《"叁圈循环"疾病防治模型构建与六经治未病》。

——基于"以象补藏"的治疗观，形成以"背俞指针疗法""坤土建中疗法"为代表的"五行藏象中医外治疗法"，实现了外治疗法的规范与"靶向"治疗，出版专著《五行藏象中医外治疗法》。

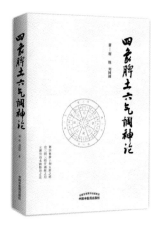
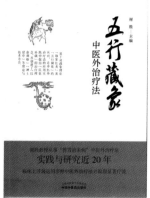
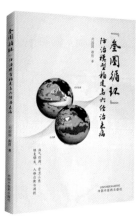

谢胜出版的图书

——基于"四象脾土和五脏"理论，研发治未病制剂，实现治未病理论成果转化。率先提出并开展应用"四象脾土经方膏方"，极大地提高了慢性病及疑难疾病的临床疗效。研发了涵盖经方膏方、药膳药茶药酒、防疫产品等中医治未病系列制剂，其中益气清瘟饮、柴胡宁心饮获广西制剂批文。

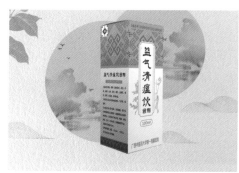

柴胡宁心饮

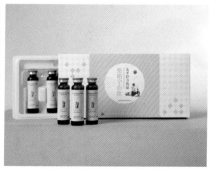

益气清瘟饮

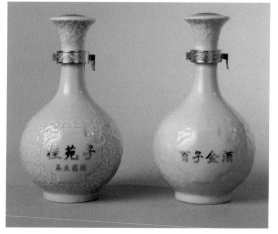

养生药酒

——创新构建"体质—脾胃—疾病""时枢调衡"优势的中医4P健康管理模式，实现群体化及个体化防治。

——主持制定及参与多项中医治未病干预方案、多项脾胃病诊疗方案。

——将"四象脾土和五脏"治未病理论融入到中医养生学专业建设中，为学校中医养生学专业发展奠定特色优势基础，牵头国家中医药管理局高水平中医药重点学科中医养生学项目建设。

成果在国内外100余家单位推广应用，对我国治未病的发展起到了示范引领作用，获得了2021年度广西科学技术进步奖一等奖、2020年度中国民族医药学会科学技术一等奖。

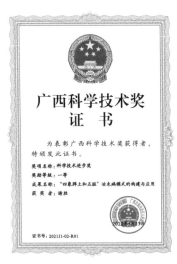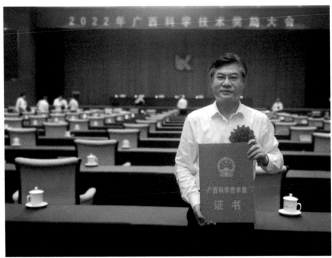

成果获2021年度广西科学技术进步奖一等奖，谢胜作为获奖代表领奖

创立基于中西医病机融通从"五痹"切入组方急危重症疾病救治模式，为中西医协同危急重症疑难疾病救治开拓新思路。

近两年，谢胜带领师生团队深入医院多个病区，对急危重症疑难患者进行"中西医病机融通"的组方用药，取得了突出疗效，并进行了较广泛的学术推广。其中，在新冠病毒感染危重症患者的救治中疗效显著，有效提升救治效率，降低死亡率，获自治区领导的肯定。

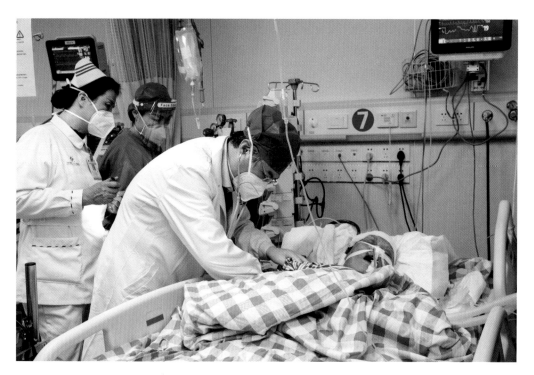

谢胜为重症患者诊查病情

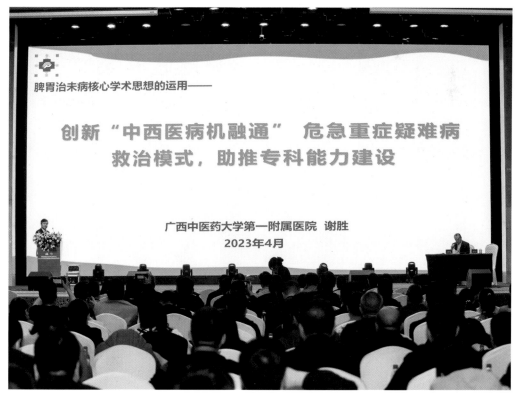

谢胜在中国医院协会中医医院分会 2023 年中医医院高质量发展高峰论坛上作报告

多年来，谢胜主持国家自然科学基金项目4项，省部级项目7项，结题8项；作为第一作者或通讯作者发表论文175篇，出版著作5部，获得专利9项；获省部级科技奖励4项，助力医院获第二届广西创新争先奖。

## 薪火相传，以言传身教开一脉医道新军

千秋基业，人才为先。面对新时代中医药高质量发展亟待解决的人才培养问题，谢胜从未停止过思考如何实现早出人才、快出人才、多出人才的新跨越。

重视团队式培养。谢胜认为团队式人才培养是解决人才供给与专科学科、中医医院、中医药事业高质量发展不匹配之瓶颈问题的关键。谢胜上任院长后，创新提出以医疗技术团队建设和学术团队建设双轮驱动，提升学科内涵建设；创新提出并推动开展"广西中医药发展联合体首届名医名家工作室团队师承培养项目"，革新探索区域中医药人才培养新模式。作为硕博导师、师带徒导师的谢胜，集合其名医工作室骨干形成导师团队，充分发挥各骨干临床、科研、教学、管理等特长优势，

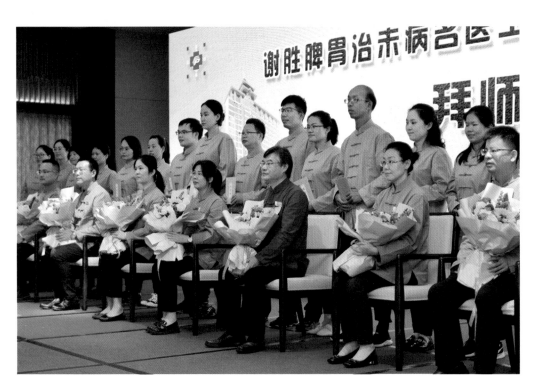

谢胜脾胃治未病名医工作室师承培养项目拜师仪式

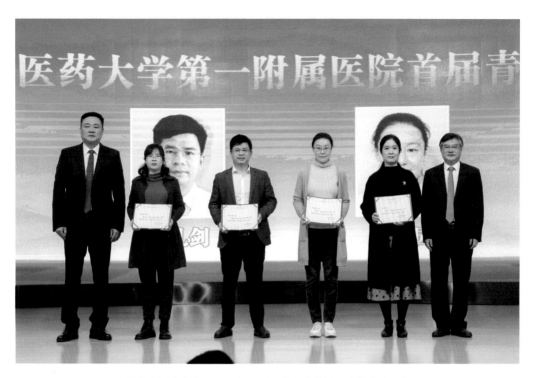

谢胜脾胃治未病团队四名医生入选医院首批"青年名中医"

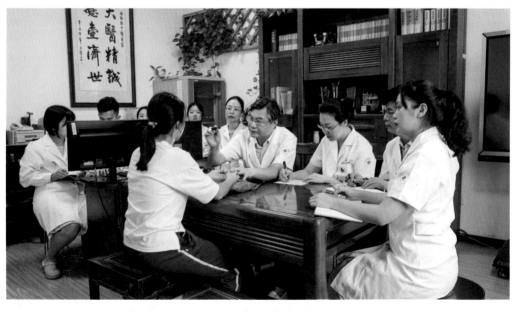

谢胜门诊带教

丰富教学指导内涵，同时以教促学，营造师生团队共同学习、共同进步、共同专研的良好氛围，有效提升了师生团队综合能力，加快了中医药人才传承实现量与质的突破。

重视激发青年活力。谢胜常说："要加快青年名医的成长步伐，创新新时代中医药人才培养路径是人才工作的重点。"作为医院院长，谢胜大力推动主诊医师负责制，鼓励青年医师出门诊，推动医院四批中医"青苗人才"培养项目建设，推动开展医院"青年名中医"评选、"青年拔尖人才"培养项目。

重视中医思维的培养。谢胜常常教导学生："良好的中医思维源于对中医经典的反复研习，源于对疾病病机的不断探究，源于对临床实践的不懈思索。"谢胜常常鼓励学生和青年医生要把学习进步作为一种习惯。

谢胜培养学术继承人 15 名、博士后 4 名、博士研究生 10 名、硕士研究生 72 名，培养广西中医药发展联合体名医名家工作室团队师承培养项目师承人员 147 人。团队 9 人入围医院首批青年拔尖人才，4 人被评为医院首届青年名中医，1 人获全国高校青年教师教学竞赛二等奖、全区高校青年教师教学竞赛一等奖第一名，1 人获全国《黄帝内经》知识大赛总决赛第三名，2 人获广西医学生综合能力竞赛单项奖一等奖。

踔厉笃行向未来，踵事增华再出发。他将带领团队深入"四象脾土和五脏"治未病模式体系研究，重点围绕"五行十态体质"与疾病防治的相关性研究及基于"中西医病机融通"重症疑难疾病救治研究，为解决中医的群体化防治和个体化精准治疗，以及重症疑难病的疗效瓶颈寻求突破。

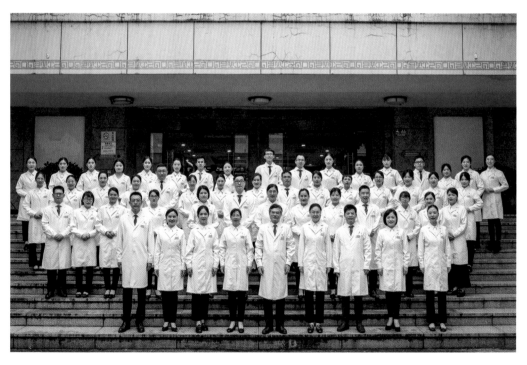

谢胜脾胃治未病团队合影

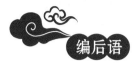

## 编后语

　　行医三十余载，坚持身临病房，省病诊疾，详察形候，力求纤毫勿失；躬耕杏林，传道授业，潜心研究，率先垂范，无作功夫形迹之心。胸怀半世悲悯，独慎精益求精。这只是谢胜临床、教学、科研工作的一个缩影。

　　谢却浮名，胜者惟新。生逢盛世，谢胜又踏上新时代中医药发展之路，中医药事业"九万里风鹏正举""道阻且长，行则将至"，如今的他更加满怀信心、风采依旧地带领他的团队寻求创新和超越，只为将"中医药"这座中华民族的宝库传承精华、守正创新。

## 守正创新勇攀肾病之山
## 妙手仁心播育桃李满园

史伟（1960— ），女，汉族，山东乳山人。主任医师，二级教授，硕士研究生导师，首批全国优秀中医临床人才，第七批全国老中医药专家学术经验继承工作指导老师，广西名中医。先后获得"广西先进工作者""全国卫生系统先进工作者""第十届中国医师奖""全区卫生健康系统个人二等功""全国先进工作者"等荣誉称号。擅长中医及中西医结合治疗各种原发性、继发性肾脏疾病，尤其对中医及中西医结合一体化治疗慢性肾衰竭，中西医分阶段治疗肾病综合征、狼疮性肾炎、糖尿病肾病等有独特见解。

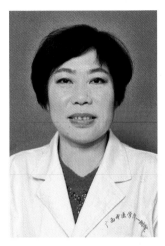

领衔专家：史伟

转眼间，史伟来到广西中医药大学第一附属医院已有35年，她在个人肾病医学事业发展的过程中，见证了医院励精图治，逐渐发展成为一所集医疗、教学、科研、预防保健、康复为一体的现代化大型中医医院。

多年来，她不断根植于自身对医学的高标准、严要求，全身心投入肾病科临床诊治和研究工作，勤于律己，不断精进，视事业如生命，待患者如亲人。在临床、教学、科研多方面均取得了一定的成就，也用平凡的事迹谱写了一曲救死扶伤、全心全意为人民服务的颂歌。

## 深扎肾病瀚海，守正创新凝练精粹力量

做一名妙手仁心的好医生，一直是史伟多年的夙愿。

1983 年，史伟从广西中医学院医疗系毕业后，没有任何犹豫，就毅然选择了肾病科医生的职业。从此，她怀着对中医学事业的无限热爱和对医生这一职业无比崇高的信念，孜孜不倦地躬耕于医圃。心中牢牢记下了"凡大夫治病，必当安神定志，无欲无求；面对病患，不问贵贱贫富，一视同仁，皆如至亲，一心赴救"的悬壶济世之训。

1988 年 7 月，史伟调入广西中医学院第一附属医院内科工作，从医数年来，史伟始终奋战于临床一线。为了更精进医术，让更多的患者受益，史伟还先后在江苏省中医院和北京大学第一医院等医院进修肾病诊疗技术。她倍加珍惜学习的机会，总是争分夺秒地交流和学习技术。

对史伟而言，除夜以继日地工作之外，一头扎进浩如烟海的中医经典和医学文献中是她最充实、最有力量的时刻。

因师承国医大师邹燕勤教授，史伟对邹燕勤补益肾元、维护肾气、治病求本等方法很有心得；再加上长年研读中医经典、潜心钻研业务，史伟对运用中医治疗肾病有独到的见解。她擅长总结和发现，能结合中医经典理论，将医学理论运用于临床实践，同时又从多年临证实践中探索和总结，逐渐凝练成自己的学术思想：补脾益肾

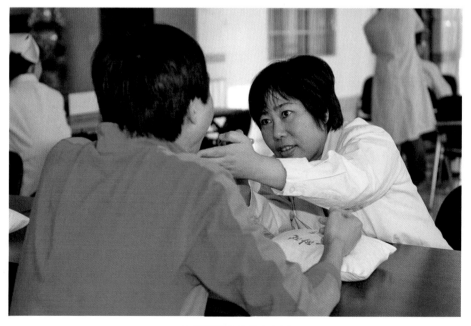

史伟到基层为群众义诊

145

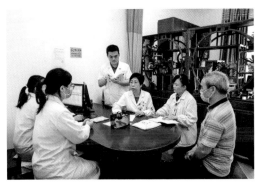
史伟在详细分析患者病情

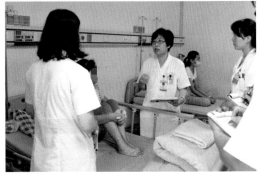
史伟在查房中

泄浊化瘀论治慢性肾衰竭、从三焦湿热论治难治性肾病综合征、中西医结合分阶段治疗狼疮性肾炎。

例如，史伟对慢性肾衰竭有独到见解，提出脾肾亏虚为本，水湿、浊毒、瘀血为标，确定补脾益肾泄浊化瘀是治疗大法，牵头制定《广西地区慢性肾衰竭诊疗规范》并向全区推广运用，效果显著；还进行了"益肾补脾法治疗广西地区慢性肾脏病 3 期临床方案研究"等科学研究。

曾经就有一位患者陈某，因"糖尿病肾病、慢性肾衰竭尿毒症合并重度心衰"在广西某医院糖尿病治疗中心住院 8 个多月，历经内分泌科、肾内科、心内科、呼吸内科等多科多次会诊抢救，病情仍在不断发展，高血压难以控制及严重心衰。当时，外院专家深感惋惜，认为"死亡或难以避免"。陈某转到广西中医学院第一附属医院时，全身高度浮肿、面色苍白、心悸气喘不能平卧、形寒肢冷、少尿，病情十分危重。史伟连续抢救 1 周多时间，通过补脾温阳利水等方法，终于使陈某转危为安。随后的中西医结合治疗让陈某逐渐好转，挽救了他的生命。经过两个半月的治疗与休养，陈某顺利步行出院。

史伟根据因地制宜原则，总结难治性肾病综合征发生发展的规律，结合广西气候地域特点，提出湿气弥漫、湿与热结是其难治因素，从健脾、温脾、运脾治疗湿邪；发表了论文《运用三焦辨证方法探讨广西地区难治性肾病综合征的辨治》等。

狼疮性肾炎作为肾病科的疑难病，病情往往危重复杂，变化多端，史伟根据治疗过程中激素大、中、小剂量不同，分别予养阴清热、补益肺脾、温补脾肾治疗，中西医取长补短，在增效减毒、防治复发、提高生活质量上取得了明显疗效；发表了论文《史伟教授治疗狼疮性肾炎经验》等。

"精湛的医疗技术如同生命一般宝贵，是医生成就事业的立命之本，更是挽救患者生命健康之基。"史伟常常这么激励着自己，她一路不知疲倦地攀登，洒下了一路的芬芳。

## 浇铸医心大爱，载誉满身彰显仁医风采

肾病尿毒症晚期的患者似乎在心底都有着对生命脆弱的无奈与恐惧，有的患者甚至在想，明天的太阳到底还会不会照在自己的身上。每每看到这些，史伟总是备感沉重，她发誓一定要让他们再次享受生命的权利。

参加工作以来，史伟就把治病救人、全心全意为人民健康服务作为自己的座右铭。她多次奇迹般地挽回危重肾病患者的生命，为大量慢性肾病患者带来无限生机。史伟每天的时间都安排得满满的，找她看病的人络绎不绝。她出门诊，患者围到门诊；她在病房，患者围到病房。

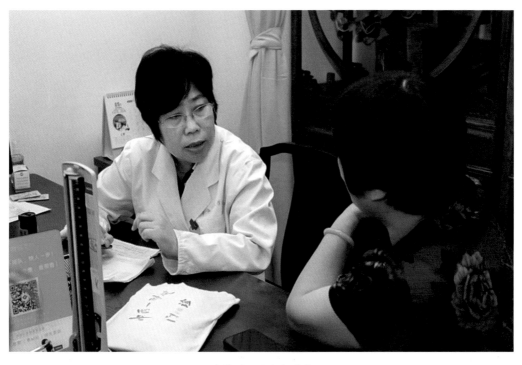

史伟耐心为患者看诊

也许是学中医的原因，史伟性子有些"慢"。每当给患者看病时，史伟都耐心地倾听患者的讲述，甚至与患者拉家长里短，充分了解病情的来龙去脉。她说："这样不仅拉近了医患之间的距离，缓解患者心理压力，赢得信任，而且充分了解了病因，为准确诊断提供条件。"无论有多少患者，史伟总是细致地为患者诊治，耐心地解答患者的各种疑难，直至患者满意地离开。

她总是急患者之所急，想患者之所想，无论白天黑夜，只要患者需要，随喊随到。不计较个人得失，无论患者是老、幼、贫、富，她一律平等对待，把患者当亲

人，深受患者爱戴。来过广西中医药大学第一附属医院，接受过史伟治疗的患者都说："史医生是一名值得信任的好医生！"

曾经在肾病科史伟的主任办公室里，挂满了患者赠予的锦旗，字里行间是患者和家属发自内心的感激与尊重。此外，史伟在国内专业领域也扮演着重要的角色，多次获得特殊荣誉。

★ 2007年，获得"感动邕城十大好医生"、广西"德技双馨好医生"荣誉称号；

★ 2008年，人事部、卫生部、国家中医药管理局授予"全国卫生系统先进工作者"称号；

★ 2009年，获卫生部"全国医药卫生系统先进个人"称号；

★ 2010年，获"广西壮族自治区先进工作者"称号；

★ 2011年，被评为"广西高校优秀共产党员"；

★ 2012年，被评为"广西卫生系统创先争优健康卫士"；

★ 2013年，获"全国医德标兵"（中国教科文卫体工会全国委员会）荣誉称号；

★ 2016年，获"中国医师奖"荣誉称号；

★ 2019年，荣获"全区卫生系统个人二等功"荣誉称号；

★ 2020年，获"全国先进工作者"荣誉称号，在北京人民大会堂"全国劳动模范和先进工作者表彰大会"上接受国家表彰。

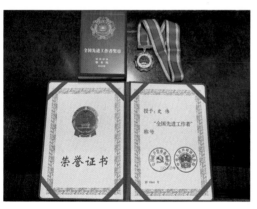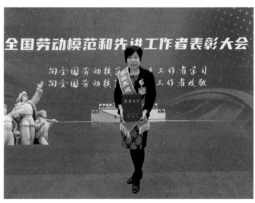

史伟荣获"全国先进工作者"称号，赴北京参加表彰大会

多年醉心临床，挽危拯疴，"患者第一、医德第一"始终是史伟行医的宗旨。这些荣誉是患者对史伟信任的真实写照，凝聚着社会和人民群众对她的广泛认可和高度赞誉。

2020年，面对突如其来的新型冠状病毒感染，近60岁的史伟挺身而出，以身作则，自告奋勇担任医院新型冠状病毒感染专家组组长。疫情初期防护物资严重不足时，她带领专家们逆流而上，诊断南宁市第一例新型冠状病毒感染者，并在电视台、智慧树等多个平台宣传中医抗疫知识，牵头制定《广西中医医院血液透析防控管理建议》并在全区推广，率领全区中医血透专家到广西46个县中医院进行疫情常态下的检查调研，为疫情防控做了大量工作，得到医院、社会、组织的高度认可，获得全区"德技双馨好医生""全国道德标兵"等荣誉。

史伟始终秉持着广西中医药大学第一附属医院"悲悯为怀，精益求精"的院训，严格要求自己，将"仁爱、敬业、精进、务实"的医院精神发挥到极致，时刻引领着身边的每一位同事。

## 医教硕果累累，匠心传承茁壮肾病学科

"我一个人的技术再好也救治不了全部的患者，培养更多的专业人才、具有'大爱精神'的高素质人才，这才是患者的福音。"史伟重视年轻医师的培养，常常教导他们既要有高度的责任感和使命感，又要有精湛的医术。长期以来，她带领学科成员不断勇攀高峰。

史伟记得，医院初成立肾病小组是在1993年，当时仅有4名专科医师。正是史伟凭借着过硬的专业技术和强大的号召力，带领着肾病小组经过30年的辛勤努力，学科不断发展壮大，分出肾病科、内分泌科、风湿病科等学科。

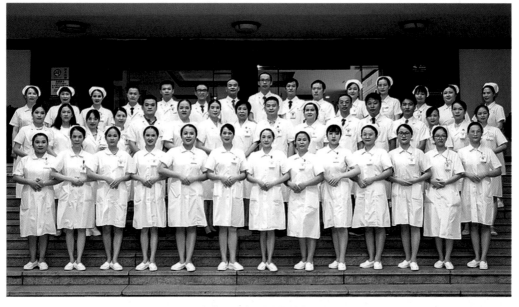

东葛院区肾病科成员合影

这些年，肾病科的学术氛围浓厚，一大批青年骨干医师迅速成长，团队实力不断增强。现肾病学科拥有副高级职称以上博士研究生、硕士研究生 14 名，人才结构合理，阵容强大，是国家中医药管理局"十二五"重点专科、广西壮族自治区临床重点专科、广西中医血液透析质量控制中心，是广西肾脏病医疗、科研、教学和人才培养重要基地。科室连续多年获医院综合医疗质量第一名。临床协同科研共同发展，学科先后有国家自然科学基金、广西自然科学基金等各级课题共 38 项，参与国家重大科技支撑课题 6 项，撰写学术论文 300 多篇，主编及副主编学术专著 6 部，参编国家规划教材 7 部，参与指南编写 3 部。在史伟带领下，肾病学科凝聚力强，学术氛围浓厚，学科建设成绩突出。

同时，为了更好地促进肾病诊疗技术的传承和提高，史伟每年还主动承担了研究生和本科生的教学任务。她善于在教学过程中根据专业本身的特点，运用中西医理论，结合典型病例，穿插介绍本专业国内外的发展动态来教授学生，深受学生们的喜欢，曾多次获得广西中医药大学"十佳教研室主任""校园先锋"和"十佳教师"称号。

这些年，教学相长，史伟桃李满天下，培养的众多优秀肾病学科人才使医院的肾病科诊治水平迅速提高，也推进了广西肾病学科人才队伍建设。

作为全国优秀中医临床人才、广西中医药大学青年教师传帮带、广西中医药大学第一附属医院"青苗计划"的指导老师，史伟指导各类弟子 20 多名，他们中有的获全国高等中医药院校青年教师教学基本功一等奖，有的成长为百色市、融安县中医医院副院长，有的成为各医院的学术骨干和优秀教师。

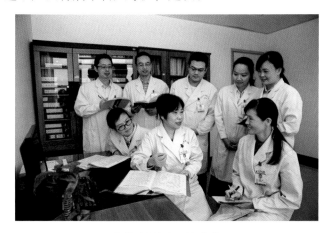

史伟重视年轻医师培养

曾作为大内科、肾病科主任，史伟善于带团队。她结合青年医师个人特点，派送数十名医护人员到国内具有影响力的综合医院深造，为他们定制培养计划，在中医思维、医疗技术、医患沟通、科学研究等方面悉心指导，培养了多个学科共几十名人才，为医院顺利分出内分泌、肾病、风湿科等多个三级学科作出贡献。

作为硕士研究生导师，史伟指导国内研究生 30 多人，国外研究生 3 名，学生成为当地主要学术骨干，其中印度尼西亚籍学生江庆亮成为雅加达中医药联合会主席。

2017年，史伟广西名老中医传承工作室获广西壮族自治区中医药管理局批准成立，并接收谢丽萍等10位医师为工作室成员，史伟亲自传授学术思想及经验。2022年，史伟获批准成为第七批全国老中医药专家学术经验继承工作指导老师，接收蓝芳、谢永祥为继承人。

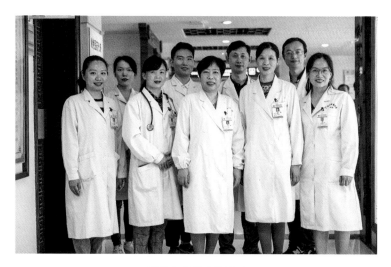

团结奋进的史伟团队

如今，谢丽萍主任医师为工作室负责人，工作室共有成员10名，其中副高级以上职称7人，中级职称2人，初级职称1人。工作室主要任务旨在开展史伟名中医的学术经验继承创新工作，致力于中医药防治慢性肾脏病；通过收集、整理、挖掘研究史伟名中医临床经验和学术思想，形成系统的诊疗方案，并推广运用于临床；研究史伟名中医的成才规律及学术思想并形成专著出版，培养传承团队。

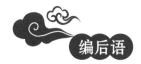

编后语

史伟从医近40年，接触过她的人，都为她高度的责任感和对工作的认真劲所折服，为她质朴、正直、平易近人和为患者无限关怀、无私奉献的品行而赞叹。她用真心和行动将医者仁心的理念化作温暖的关怀，用自己的医术、品德和魅力给患者以生命的力量。

"对患者的一个微笑，一句温暖的话语，就足以增强患者战胜疾病的信心，消除患者的恐惧。"史伟常常这样教导着弟子与学生。

## 以勤为径守护心灵之窗
## 薪火相传擦亮"晴"彩世界

郝小波（1958— ），女，汉族，广东广州人。主任医师，教授，硕士研究生导师，首批广西名中医，广西名老中医传承工作室领衔专家。中华中医药学会眼科分会常委，中国中西医结合学会眼科专业委员会委员。从事中医眼科临床、科研及教学工作40年，擅长中西医结合治疗葡萄膜炎、视神经疾病等疑难眼病。参加多项教学教材编写，主持多项国家级、省级科研课题，发表论文60多篇。

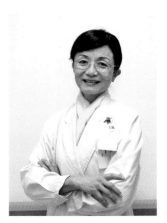

领衔专家：郝小波

"如果说眼睛是心灵的窗户，那么眼科医生就是这扇窗户的守护神。"在广西中医药大学第一附属医院，就有这样一位美丽的守护神，行医40年，诊治眼病患者数不胜数，守护了众多百姓的双眼。

上午8点，在医院眼科专家门诊，郝小波教授的专家号已挂满。此时一位由家属搀扶而来的中年男子来到郝小波跟前，神情凝重。原来这位中年男子患有葡萄膜炎多年，近来双眼视力严重下降，此次从玉林赶来求医无法预约上号，心中十分焦急。

"来一次南宁不容易，别着急，我给你加号，加紧治疗。"郝小波轻声安慰着男子。听到这句话，男子如释重负，热泪盈眶。

## 书山有路，古为今用"勤学技"

郝小波自幼喜爱中医，在农村插队的时候，她曾用自学的针灸及中草药知识给当地农民看病，为他们解忧除厄，受到当地百姓高度赞誉，这让郝小波更加坚定学好中医的决心。

1978年，郝小波顺利考取广西中医学院医疗系，1983年毕业后分配到广西中医学院第一附属医院眼科。郝小波擅长中西医结合治疗各种疑难眼病，尤其在免疫性眼病、眼底病的诊治方面有较深的造诣，这与郝小波多年精研中医经典、注重结合中医理论与临床实践密不可分。

"读书让人充满力量，让生活更充实、富有意义。"读书，是郝小波多年来孜孜不倦的追求，其中中医经典著作尤受郝小波的喜爱与推崇。她通晓中医经典原著，让理论和实践互参互证："中医人要通读《黄帝内经》《难经》《伤寒杂病论》《神农本草经》等中医四大经典，当临床上遇到疑难杂症时，它们能帮助我们找到突破的思路。"

因此，郝小波时常鼓励年轻医生多读书、读经典书，提倡中医眼科医生在"多读书"之余还要"善读书"，在忙碌的生活中把握好碎片时间，坚持阅读眼科经典医书，充分利用一切机会学习医学知识，积累临床经验，努力做到"勤学技"。"'不积跬步，无以至千里。'年轻医生要在记忆力最好的时候，选择对自己专业起关键作用和有决定性意义的书籍；中年医生要在深度和广度上把握书籍，增强实际运用的能力。"郝小波说道。

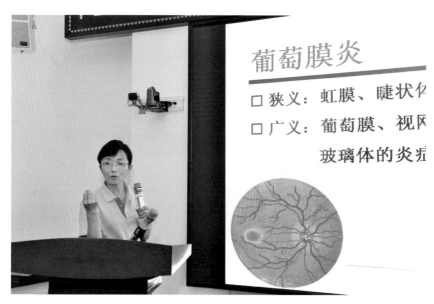

郝小波在授课

葡萄膜炎
□ 狭义：虹膜、睫状
□ 广义：葡萄膜、视网
　　　　玻璃体的炎

x

广西名老中医、名中医传承工作室

153

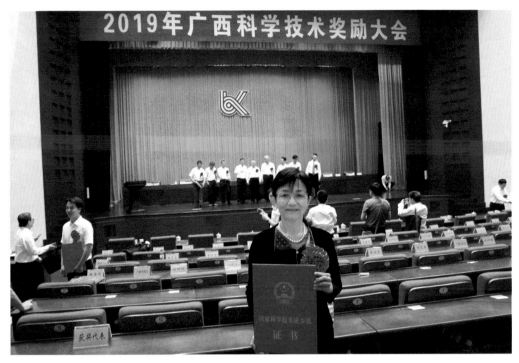

郝小波作为主要完成人之一的项目获得国家科学技术进步奖二等奖

正是在经典书籍的启发与滋养之下，郝小波在省级以上学术刊物发表论文 60 多篇；主持多项国家级、省部级、厅局级课题，多次获广西医药卫生适宜技术推广奖；经过多年的临床观察、实践、总结，参与的"葡萄膜炎病证结合诊疗体系构建研究与临床应用"重大联合课题，获 2018 年国家科学技术进步奖二等奖；带领中医眼科学术团队编写出版的专著《眼病中医外治》，获 2017 年中华中医药学术著作奖三等奖。

"借他山之石，琢己身之玉。"在郝小波的带领下，眼科团队勤学思进，他们将中医经典著作读多、读深、读活，并在临床实践中发挥其效用。中医眼科的学科建设也由弱变强，在区内甚至全国有了一席之地。

## 守正创新，内外兼治克疑难

眼睛是疾病的信号灯，通过眼睛的变化，往往能发现身体隐藏的某些疾病。"眼为脏腑精气上聚之地，眼内组织与脏腑相应，眼部的生理功能及病理改变能直接或间接地反映脏腑的情况，眼病的形成，与机体的阴阳失调、脏腑偏颇有关；有时脏腑的病变，在眼部也有表现，并以眼病为首要或先发之症，二者密切相关。"郝小波解释道。

她指出，疑难眼病大多病因复杂、病程漫长，许多难治性眼病多是全身慢性疾病的眼部并发症。如葡萄膜炎，就是全身免疫性疾病的眼部并发症，与免疫疾病的病程长短、机体的免疫反应有密切关系；而视神经炎，可能是多发性硬化或视神经脊髓炎的局部表现。

郝小波注重运用中医的望、闻、问、切，善用脏腑辨证及经络辨证，内外兼治，擅中能西，中西结合，提出"眼病的辨证与辨病论""因气致病论""阳常不足论""内外兼治论"；临床施证中提出要重视"情郁目病论"，内障眼病多与情志内伤密切相关，正如《审视瑶函》所云："久病生郁，久郁生病。"

郝小波常常教导年轻医生与门下弟子，内障眼病往往治疗周期长，疗效不一定能达到患者预期的目标，因此，治疗过程中情志调护至关重要。张阿姨是一位目系暴盲的患者，在诊治过程中一直为家中事务烦恼，郁郁寡欢，用药治疗效果不佳。郝小波针对其心结，就诊时耐心开导，从家长里短到病情用药，详细分析。久而久之，张阿姨变得越来越豁达开朗，临床疗效颇为满意。"'虽不中邪，精神内伤，身必败亡'，我们要让心理干预贯通治疗的整个过程，鼓励、开导患者主动配合治疗，增强他们治愈的信心。"

这些年，郝小波带领团队深研眼部疾病治疗方案，运用外治19法成功治愈了许多疑难眼病，还在广西首先建立葡萄膜炎门诊，以进一步研究和诊治疑难眼病——葡萄膜炎，吸引了来自区内外的患者。

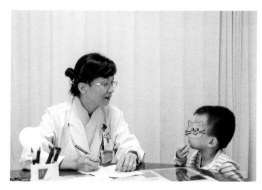

郝小波亲切地为小患者看诊

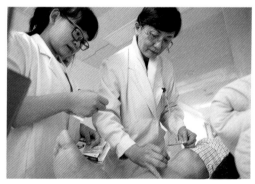

郝小波给患者进行针灸治疗

外治19法，即针刺疗法、腹针疗法、放血疗法、艾灸疗法、雷火灸疗法、壮医药线点灸疗法、拔罐疗法、耳穴疗法、推拿、点穴疗法、穴位埋线疗法、穴位注射疗法、中药敷贴疗法、刮痧疗法、足浴疗法、超声雾化疗法、离子导入疗法、中频脉冲疗法、中药热奄包疗法。

## 善继岐黄，点亮光明新"视"界

2017 年，郝小波广西名老中医传承工作室成立。工作室继承郝小波中医眼科诊病治病的学术思想，通过整理郝小波的医案、处方、学习笔记、读书临证心得、论文等原始资料，开展学术培训班、跟师教学等方式，不断总结名中医的临床经验和技术专长。

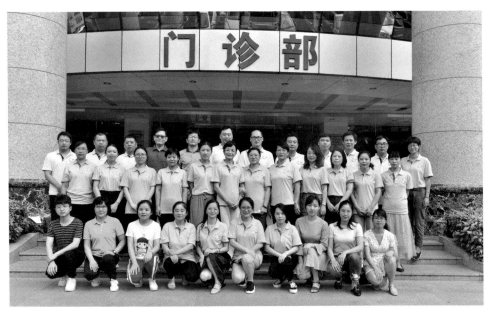

郝小波广西名老中医传承工作室成员合照

在郝小波的带领下，工作室立足"肾为先天之本，脾为后天之本"的中医基础理论，特色辨证诊治各种类型的葡萄膜炎、视神经萎缩等疑难性眼病；将六经辨证法引入免疫性眼病的治疗，以六经辨证体系为统领，全面调整患者的体质，阻断或减轻疾病的复发，提高临床疗效；内外兼治葡萄膜炎、干眼、视疲劳、过敏性结膜炎、视网膜视神经疾病等各种疑难眼病。

尤其在免疫性眼病的治疗上，团队擅长运用穴位注射、穴位埋线双向调节机体免疫力，疗效颇佳；针对反复发作的难治性葡萄膜炎，湿热瘀毒证型全身内治，加用具有广西本土民族特色的疗法——壮医莲花针刺络拔罐，加强泻热逐瘀作用，促进机体功能恢复；针对急性视神经炎等目系疾病，开拓眼部离子导入激素，以帮助患者减少全身激素用量，在降低药物不良反应方面发挥了功不可没的作用。

在郝小波的努力与引领之下，广西中医药大学第一附属医院眼科的中医疗效不断提高，中医声誉逐渐建立，吸引了不少慕名而来的区内外同行到科室参观、进修；

郝小波不定期开展工作室学术讲课、外出讲学、撰写研究著作、帮助年轻医生修改论文，促进名家经验专长的传承发展；为帮扶对口基层医院，郝小波还带领团队在玉林市中医医院设立郝小波传承工作室玉林工作站，全心全意扶持基层医院，提升当地中医药健康服务水平。

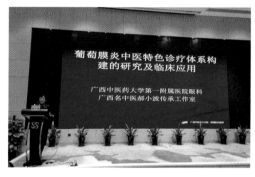
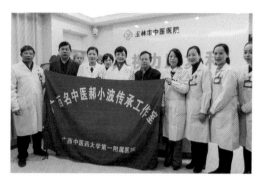

郝小波开展学术讲课　　　　　　　广西名中医郝小波传承工作室玉林站成立

如今，工作室建立形成郝小波临床经验资料库，总结提炼临床经验，形成了4个相应的眼科临床诊疗方案、经验方及技术方法；出版了《郝小波中医眼科临床经验集》专著。2022年，工作室建设顺利通过广西壮族自治区中医药管理局验收，出色地完成了培养高层次中医临床和科研人才，提高中医眼科学术水平，弘扬中医眼科诊疗特色，促进中医眼科事业快速发展的建设任务。

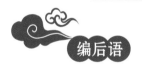

编后语

　　"时至今日，我仍不敢有丝毫懈怠。"虽然郝小波已于2018年6月正式退休，但是她仍坚持在门诊出诊及病房查房的临床一线工作，为患者服务。

　　"行医一时，鞠躬一生。不求闻达，但求奉献。"郝小波鼓励年轻医生们，希望他们能怀着对生命的敬畏，共同携手，用真诚的从医态度，用庄严理性的誓言，用努力与永远的守望，让80岁的广西中医药大学第一附属医院乘风破浪、扬帆起航。

## 毛德文广西名老中医传承工作室

# 在肝病领域攻坚克难
# 让老百姓遇沉疴而重生

毛德文（1968—　），男，汉族，湖南洞口人。主任医师，医学博士，教授，广西名中医，广西壮族自治区人民政府优秀专家。广西中医药大学第一附属医院副院长，肝病学科、学术带头人，任广西中医肝病治疗中心主任、中国民族医药学会肝病分会副会长、中国中药协会肝病药物研究专业委员会副主任委员、中国中医药研究促进会肝胆病分会副会长、中华中医药学会肝胆病分会常务委员、广西中西医结合肝病学会主任委员等职。擅长中西医结合防治乙肝、丙肝、肝硬

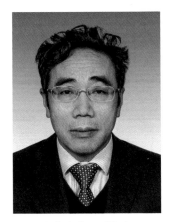

领衔专家：毛德文

化、肝癌，尤其在肝衰竭及抗肝纤维化研究方面居全国领先水平。学术上提出肝衰竭"毒邪—毒浊"新学说、肝性脑病"通腑开窍法"及"大黄煎剂保留灌肠技术"等新理论、新方案。

作为国内中医及中西医结合医院中肝衰竭治疗领域三强之一，广西中医药大学第一附属医院毛德文团队致力于肝衰竭研究20年，挽救了无数肝病患者的生命。"让老百姓在家门口看得起重病急症，有遇沉疴而重生的机会。"这正是毛德文带领团队20年间不断超越自我、践行初心的动力所在。

医道传承

## 潜心钻研，技术攻关践行医者初心

20 年前，乙肝疫苗还没有广泛使用，由乙肝病毒引起的慢性病毒性肝炎十分常见。在广西偏远地区，4 个家庭中可能就有 3 个家庭感染乙肝。"这在现在看来有点难以想象。当时肝衰竭是大多数慢性乙肝的转归形式之一，死亡率非常高，10 个患者就只能挽救 1 至 2 个。"毛德文说道。

毛德文毕业于湖南中医药大学，师承湖南中医大家陈大舜教授和谌宁生教授。受恩师影响，他将肝衰竭确定为主要研究方向。

> 肝衰竭是肝脏功能处于衰竭、衰败的状态，与肝脏相维系的解毒、合成、代谢、免疫等功能全面溃败，是一种高致死、高资源消耗、发病率逐年升高的急危重症。

二三十年前，现代医学研究发现，肝脏即使被切除 2/3 后，也能够再生出正常肝脏的形态并恢复大部分肝脏功能，于是肝移植成为治疗肝衰竭的最重要手段。这对当时 30 多岁的毛德文产生了极大的触动。

中医学典籍《黄帝内经》之中有"肝属木，应春，主升发"，即肝气应当像春天的树木那样条达舒畅，生命才能充满生机。这与现代医学中肝再生的理念有着不谋而合之处。扶植肝脏恢复强大的再生能力，是不是能增加肝衰竭患者好转的预期空间？毛德文认为，这里面有值得攻关和研究的地方。

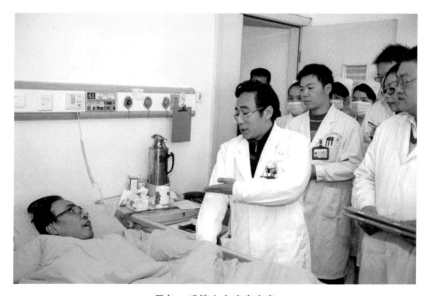

早年，毛德文在病房查房

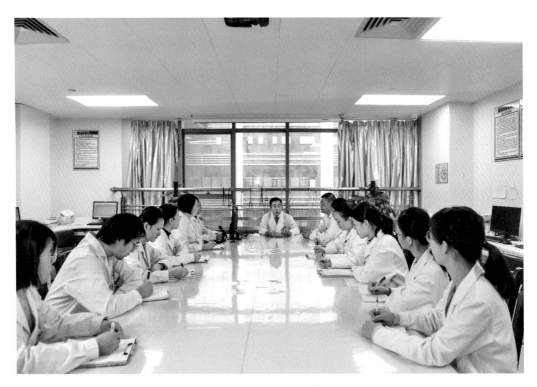

毛德文团队进行病例讨论

当时，国内中医、中西医结合界对肝硬化的研究以上海为代表，慢性病毒性肝炎的研究以湖南、湖北为代表，肝癌的研究以北京为代表。湖南中医药大学第一附属医院在国内中医肝病的研究方面也颇有建树，而广西中医药大学第一附属医院在此方面尚属一穷二白。

鉴于广西肝病高发的地域特点，怀着共产党人对人民健康"不改初心"的责任感、"敢为天下先"的担当精神和"艺高胆大"的专业底气，2002年，毛德文主动跳出原有的职业舒适区，投身于零起点的广西中医学院第一附属医院，决心要啃动别人不愿意啃的硬骨头——肝衰竭。

历20年寒暑更替，经20年潜心钻研，毛德文及团队在中医药防治肝衰竭的研究上取得了重大突破。在毛德文的带领下，团队积极发挥中医药、壮医药的独特优势，提出新理念、新方案，在肝衰竭研究、中医药防治肝硬化（肝纤维化）研究、中医药防治原发性肝癌（癌前病变）研究、壮医药及中医外治法治疗肝病研究等方面取得了斐然的成绩。

在政府、学校和医院的全力支持下，毛德文成功筹建了广西中医学院第一附属医院肝病学科。毛德文在2008年被评为第二批广西名中医。2019年成立毛德文广西名老中医传承工作室，开展毛德文名中医经验的传承及技术推广工作。

## 攻坚克难，在各类肝病研究上追求卓越

肝衰竭在中医学里属于"黄疸病"的"急黄"范畴，发病机制是"湿热"发黄。从汉代张仲景开始，黄疸病就已确立了中医的治法和方药体系，至今已有 1800 年。

基于海量临床数据和文献资料分析，结合最新研究进展，毛德文工作室发现了肝衰竭新的病机阐发，突破"湿热"发黄的桎梏，提出"毒、瘀、虚"的肝衰竭中医病机机制。以肝衰竭为研究切入点，围绕发病机制、诊断、治疗难点进行攻关研究，工作室创建了一套以解毒化瘀温阳法为技术核心的肝衰竭免疫平衡重建临床防治新方案。该方案以内服和外治相结合，涵盖了肝衰竭重症化倾向期、发作期、恢复期的全过程。经循证医学证实，肝衰竭患者 8 周的病死率由 50% 降至 35%，慢性乙型肝炎（重度）进展到肝衰竭的发病率由 21% 降至 7.9%，人均减少医疗费用 1/3，其中慢性肝衰竭疗效居国际领先水平，突破了中医药治疗肝衰竭的疗效瓶颈，缩短了患者的住院时间、节省了患者及国家医保支出。与国内同期肝衰竭治疗费用支出相比，工作室平均费用远低于国内均数，极大地降低了肝衰竭的发病率和病死率，奠定了中西医协同治疗的基石。

南宁市横州市 46 岁的罗先生就是其中一名肝衰竭患者。罗先生在高中时体检就发现有"小三阳"病史，因固守老百姓"小三阳很多人都有，根治不了，不要紧"的观念，并未到专科就诊及定期复查。2017 年，罗先生出现身目黄染、乏力、纳少等症状，在外院诊断为肝硬化、慢加急性肝衰竭，然而住院治疗后黄疸依旧进行性

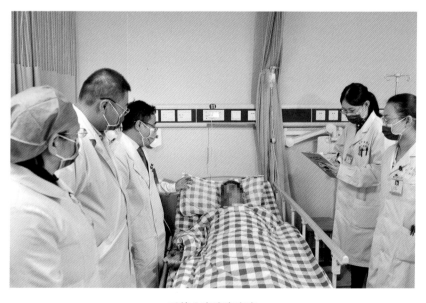

毛德文在病房查房

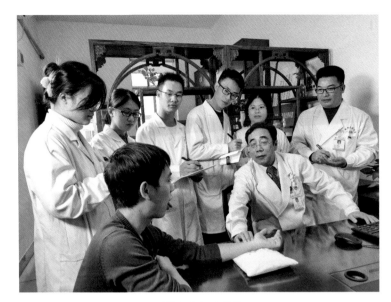

毛德文在门诊带教

加深，主管医生多次谈话表明罗先生"病情重、预后差，死亡率在 70% ～ 80%"。罗先生家人着急万分，辗转打听到广西中医药大学第一附属医院从湖南来的毛德文教授治疗肝衰竭效果很好，遂转院治疗。

毛德文在详细询问病史、查阅就诊材料和分析广西中医药大学第一附属医院相关检测报告后，亲自制定罗先生中西医治疗方案。在西医对症、支持治疗的基础上，采用工作室解毒化瘀温阳新方案辨证论治。3 周后，罗先生的黄疸终于开始下降，2 个月后出院，出院后继续口服中药治疗直至肝功能完全复常。现在，罗先生每 3 个月必到工作室复查并让毛德文把脉治疗肝硬化。"哪怕是普通的感冒，我也一定要工作室的医生开药才放心！"罗先生说道。

除肝衰竭这一重点攻坚病种，工作室还在肝硬化、慢性肝炎、肝性脑病等方面同样取得了令人瞩目的成就。

★ 在肝性脑病方面，工作室提出"通腑开窍法"和"大黄煎剂保留灌肠技术"，构建了肝衰竭、肝性脑病中医外治技术新体系，将肝性脑病的治疗有效率由原来的 50.21% 提高到 85.43%，并形成了规范的临床操作和护理规程，申请专利、出版专著等。

★ 在慢性肝病方面，工作室运用"调肝理脾"理论，灵活运用中医"八法"，对肝郁脾虚、湿热夹瘀等证型的肝硬化患者治疗有独到的体会，对防治慢乙肝肝纤维化疗效显著，明显降低了肝硬化患者出现各种并发症以及发展为肝癌等不良预后的风险。

★ 工作室善用攻补兼施法治疗肝硬化失代偿期、肝癌并发腹水患者，挖掘有效

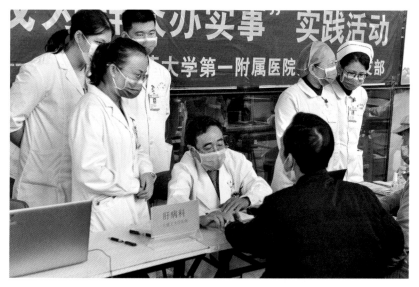

毛德文在基层为群众义诊

的中医外治方法，凝练成"芫遂逐水凝胶膏"进行肚脐敷贴，有效促进患者腹水消退，减少利尿剂的使用量和使用率。

经过一系列的技术攻关，如今，工作室已成为国内中医肝病行业的引领者。工作室区域外患者就诊率占67%，除了广西区内各地患者，区外西南片区许多患者亦慕名而来，毛德文已成为广西周边数省老百姓眼中治疗肝衰竭的一张闪亮名片。

## 行业引领，当好肝病患者的健康卫士

多年来，毛德文带领工作室在肝病领域攻坚克难，构建了系统集成的肝衰竭中医药防治体系，提高了重症肝病——肝衰竭的整体治疗效果。

2021年7月，团队"解毒化瘀温阳法重建肝衰竭免疫平衡关键技术及应用推广"项目荣获2020年度广西科学技术进步奖二等奖，这是工作室的成果，也是毛德文带领医院肝病科团队治病救人的法宝。20年来，这个项目从"毒邪致病—毒浊致病—免疫平衡重建"一步步走来，屡次获得广西科学技术进步奖一、二、三等奖，在国内30多家代表性中医及中西医结合医院推广应用，挽救了无数人的生命。

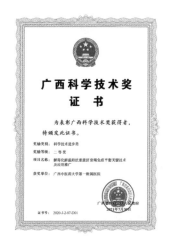

毛德文荣获2020年度广西<br/>科学技术进步奖二等奖

如今，在国内中医及中西医结合医院治疗肝衰竭领域，广西中医药大学第一附属医院名列三强。医院肝病学科经历了广西中医肝病治疗中心、广西医疗卫生重点建设学科、广西中医肝病临床医学研究中心、广西政府首批中西医结合肝病防治研究特聘专家岗位挂靠学科（中医类唯一）、广西高等学校高水平创新团队及卓越学者挂靠学科、国家临床重点肝病专科、国家中医药管理局重点学科和重点专科、国家中医药管理局"慢性重型肝炎解毒化瘀"重点研究室挂靠学科、国家中医临床研究基地（重点病种：肝衰竭）等临床、科研平台的变迁，从区级至国家级，成长为国家中医肝病领域一座坚实的桥头堡，成为该领域行业规范的引领者，显著地提高了广西中医、中西医结合肝病的整体临床诊疗水平，造福广大肝病患者。

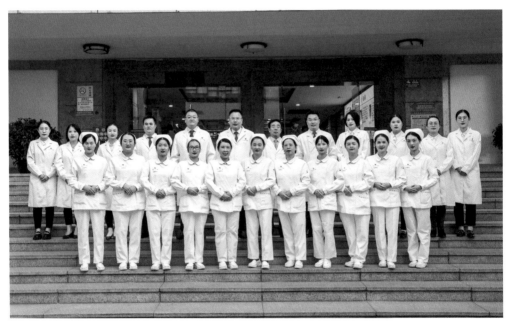

毛德文广西名老中医传承工作室团队合影

经验传承和技术推广是工作室的核心工作。20 年来，工作室培养了一支素质好、技术精的传承队伍，有正高级技术职称 8 人、医学博士研究生 7 人、在读医学博士研究生 4 人、国家青年岐黄学者 1 人、全国中医临床优秀人才 1 人、全国中医临床特色技术传承骨干人才 1 人、全国中医药创新骨干人才 1 人、广西青年岐黄学者 3 人、广西优秀临床人才 1 人、桂派杏林拔尖人才 1 人等，获广西科学技术进步奖一等奖 1 项、中国中西医结合学会科学技术奖一等奖 1 项、中国民族医药学会科学技术奖一等奖 1 项、广西科学技术进步奖二、三等奖各 2 项，立项国家自然科学基金项目 20 多项及其他国家级、省部级科研项目 40 多项，发表专业学术论文 100 多篇，其中 SCI 收录 30 多篇、核心论文 60 多篇。

工作室还在那坡、田东、武鸣、横州、藤县等数个县级中医医院开展名中医经验传承及技术推广。下一步，工作室将加大对医联体单位的培训，加大解毒化瘀颗粒、茵陈解毒方、温阳化浊退黄方、扶阳健脾方、茵陈四逆汤、化肝纤丸、解毒散结方等方剂的制剂转化和临床推广应用，让老百姓在家门口看得起重病急症，让老百姓有遇沉疴而重生的机会。

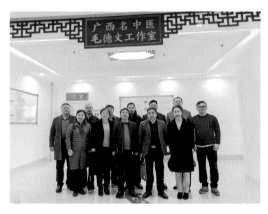

毛德文工作室在那坡县中医医院挂牌

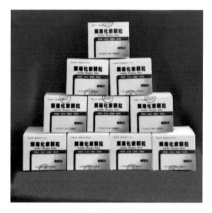

解毒化瘀颗粒

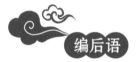

编后语

"从博士阶段到毕业工作至今，我从未放弃中医药防治肝衰竭的研究，希望能在这类重大疑难疾病的诊治中不断贡献自己微薄的力量，贡献中医中药的力量。"毛德文如是说。

2022年是毛德文来到广中医的第20个年头，在广西中医药大学第一附属医院飞速发展的20年中，毛德文培育出一支素质够强、技术过硬的中医肝病团队，带动了整个广西中医肝病学科的腾飞。未来，毛德文广西名老中医传承工作室将一如既往地砥砺奋进，在医院的发展大潮中再次勇攀技术高峰，以实际行动服务于"健康中国2030计划"及"健康广西行动方案"。

# 守正创新聚力中西医结合诊疗
# 妙手医骨让患者"挺起脊梁"

钟远鸣（1963—　），男，壮族，广西南宁人。主任医师，医学硕士，二级教授，博士研究生导师，广西名中医，广西教学名师，留学归国学者。广西中医药大学第一附属医院脊柱专科学科带头人，广西省级医疗卫生重点（建设）学科——中西医结合骨伤学科带头人，广西创伤中心（培育）学科带头人。任中国中西医结合骨伤科学会常委、中国中西医结合学会骨科微创专业委员会常委、广西中西医结合骨科微创专业委员会主任委员等职。擅长脊柱脊髓疾病的中西医结

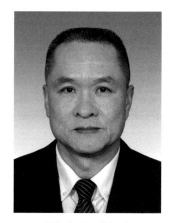

领衔专家：钟远鸣

合诊疗，尤其在颈椎病、腰椎间盘突出症、腰椎管狭窄症、脊柱骨折等疾病的微创手术及中医治疗方面有较高的造诣。

医道传承

师者，传道授业解惑；医者，救死扶伤助命。"医师"二字，饱含悲悯为怀、护佑健康的职责，蕴含着传承创新、培英育才的使命。

从人生芳华到花甲之年，钟远鸣在广西中医药大学第一附属医院从事骨科临床工作已有 37 年，他在中医药及中西医结合领域辛勤耕耘，医术精湛，医德良好，有着丰富的临床经验及独特的诊疗思路。同时，作为一名中医骨科专业教师，他立足三尺讲台，以文载道传承岐黄精神，潜心育苗布道专业知识，积极为广西中医专业培养了众多优秀人才，让年青一代的中医学子在从医路上脚踏实地、求真务实、行稳致远。

## 成立传承工作室，让更多患者挺起"脊梁"

37 年临床工作中，钟远鸣见证了广西中医药大学第一附属医院的发展，医院尤其是骨科的综合实力越来越强，服务质量越来越好、服务人群越来越多、服务范围越来越广。其中，钟远鸣在广西较早倡导的综合医院骨科病房精细化亚专业分科也证明了广西中医药大学第一附属医院骨科发展方向是非常正确的。

多年来，医院始终坚持中西医协同发展，深受广大患者信任。2019 年，钟远鸣广西名老中医传承工作室成立。工作室同样坚持中西医协同发展理念，以患者为中心，从患者病情出发，为患者制定适合的个性化中西医诊疗方案，给予患者充足的关怀，使广西中医药大学第一附属医院骨科不断向前发展，为更多患者解决了病痛。

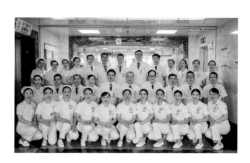

脊柱骨伤科团队合影

钟远鸣擅长脊柱脊髓疾病的中西医结合诊疗，尤其在颈椎病、腰椎间盘突出症、腰椎管狭窄症、脊柱骨折等疾病的诊治、微创手术及中西医协同治疗方面有较高的造诣。他是国内最早提出"运用动态颈椎 MRI 早期诊断脊髓型颈椎病"观点、国内最早提出"运用动态颈椎 MRI 确定脊髓型颈椎病手术入路"论据且取得优异疗效的专家。

82 岁高龄的患者易先生，是广西著名的书画家，出现双手麻木、乏力已有 3 年多时间，无法完成持筷子、系纽扣、写字等手部精细动作。作为书画家却无法完成自己曾经得心应手的写字、作画，这对易先生而言无疑是个沉重的打击。为此，他辗转国内多家著名医院求医无果，最后慕名来诊。钟远鸣对易先生进行详细诊查，结合上述诊治技术，最后利用颈椎动态 MRI 确诊其为脊髓型颈椎病，并据此确定手术入路，精准施行手术，术后辨证使用多年经验积累而成的"脊髓伤方"，同时指导易先生进行康复训练。术后当日，易先生感觉手部麻木感较前减轻；术后 7 日，手部麻木、乏力感觉较前明显缓解，手部精细动作流畅度增加，可完成系纽扣、持筷子等动作；术后 3 个月，易先生的手部肌力已完全恢复正常，可进行精细活动。他重新拾起毛笔，激动地特为钟远鸣教授团队挥毫一卷，以表令其重回笔墨纸砚之台的感激之情！

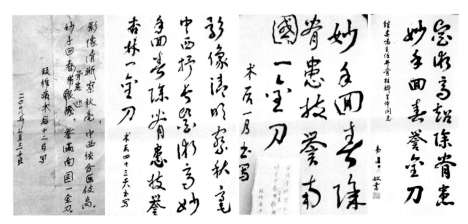

患者术后用书法记录了其康复的过程并赠与钟远鸣及医护团队

钟远鸣多年来在脊髓型颈椎病等难治性颈椎病领域传承创新、刻苦探索，对颈椎病中西医协同诊治积累深厚、医术精湛，成功治愈了许多像易先生这样的难治性颈椎病患者。该项技术获得了广西科学技术进步奖二等奖。

另外，钟远鸣提出的"运用神经根造影加封闭对多节段退行性腰椎管狭窄症'责任神经'精确诊断并运用脊柱内镜精细治疗"学术思想也是国内领先、广西首创，运用于临床同样取得了优良疗效。

曾有一名79岁高龄的患者黄先生，右侧腰腿部疼痛10年多时间，疼痛加重1个月，伴间歇性跛行，跛行距离小于50米；站立10分钟即感觉腰腿疼痛难耐，极大地影响其生活质量。

此前，黄先生多次在区内外多家三甲医院诊治，未见明显好转。也有医院提出采用多节段腰椎内固定椎管减压手术治疗，但因患者年事已高、基础疾病多、手术及麻醉风险极大而放弃。为进一步诊疗，黄先生来到广西中医药大学第一附属医院钟远鸣广西名老中医传承工作室就诊，检查发现其腰部活动基本正常，无压痛，双下肢皮肤感觉正常，肌力正常。VAS评分：休息时腰腿部均为0分，行走时腰部2分，右下肢8分。通过结合腰椎MRI、动力位X线片等相关检查后，初步诊断为多节段腰椎管狭窄症、腰椎间盘突出症、重度骨质疏松症、2型糖尿病、高血压病2级、高脂血症。因黄先生基础疾病较多，钟远鸣根据黄先生病情为其制订了详细的诊疗计划，控制其血糖及血压稳定后，通过团队独创的下肢步行负荷试验、神经根造影加封闭术明确黄先生疾病的"责任神经根"后，予行基础加局部麻醉下的脊柱内镜微创手术，手术切口仅仅7毫米，术程45分钟，术中出血量小于20毫升。术中钟远鸣与患者全程无障碍沟通，黄先生反馈良好。

术后当日，黄先生上卫生间时除切口处轻微疼痛外，无右腰腿部疼痛，次日下地试行 300 米、站立 30 分钟均无特殊不适，黄先生高兴地向管床医师及责任护士倾诉其已近 10 年未曾有过如此的腰腿轻松感。术后三天 VAS 评分：静息时腰腿部均为 0 分，行走时腰部 0 分，右下肢 0 分。术后 1 个月黄先生自行到门诊复诊，"现在生活正常，一切都好！"黄先生高兴地说道，并特地为钟远鸣及其团队献上了自己创作的歌曲《为国为家为人民》，以表感激之情。

目前，钟远鸣工作室成员共 12 名，其中副高级及以上技术职称 5 人、中级技术职称 6 人、初级技术职称 1 人，博士研究生 2 人、硕士研究生 9 人、本科生 1 人。工作室总结形成了中西医协同的独特脊柱骨科专科疾病诊治规范，力求患者得到全面、周到、合理、特异、有效的诊治。

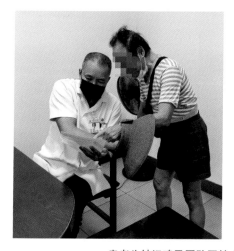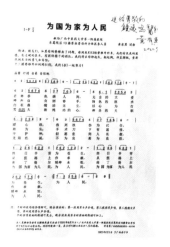

患者为钟远鸣及团队医护人员献上歌曲

## 钻研骨伤科疾病，传承中医精华实现创新发展

长期以来，钟远鸣与团队成员以"动静结合、筋骨并重"为治疗原则，在辨病基础上加以辨证治疗骨伤科疾病；并将中医筋骨理论引入骨科手术，倡导尽力保护正常筋肉组织"精准诊断、精细操作"的精准微创诊疗理念。在他的带领下，工作室主要研究成果丰硕。

在国家自然科学基金项目支持下，运用先进的蛋白质组学方法，揭示了脊髓型颈椎病分子生物学机制，并据此建立了包含"动、静、方、术"的脊髓型颈椎病

"四维"诊疗体系；开创了神经根型颈椎病"辨证方、顺向牵、经筋推、远端穴、静力操"五步综合防治系统，将传统中医药、民族医学与现代医疗手段完美结合，综合运用中药内服、壮医经筋疗法、四肢远端针灸取穴、"四方抗阻"静力锻炼及个性化牵引方案，全方位提高神经根型颈椎病临床疗效，降低复发率。

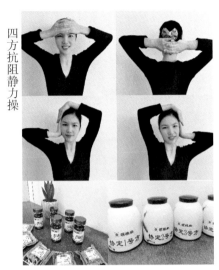

颈椎病系列院内制剂量

在广西重大科研专项项目资助下构建了腰椎管狭窄症精准诊疗模式。将独创的下肢步行负荷试验与选择性神经根封闭造影技术相结合，对导致临床症状的"责任神经根"进行精确诊断，并运用当下最先进的脊柱内镜技术对"责任神经根"进行精准减压，真正意义上实现对脊柱退行性疾病的精细诊断、全面辨证、微创治疗。

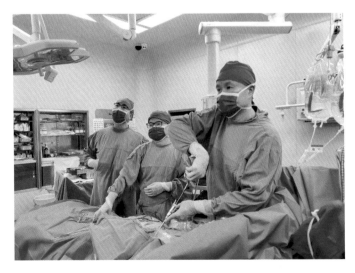

钟远鸣为患者进行脊柱内镜微创手术

医道传承

针对老年人群常见的骨质疏松性胸腰椎压缩性骨折，辨证使用中药大将逐瘀汤缓解患者的胸腰背部剧烈疼痛及腹胀便秘等并发症。基于长期临床实践提出了利用"腰椎 MRI 判断骨质疏松压缩性骨折不愈合的危险因素"的学术思想，主张针对有存在骨折不愈合危险因素的患者及早采用微创手术治疗。该观点既获得业内学者高度认可，也得到了广大患者的赞誉。

腰椎间盘突出症是骨科常见病、多发病，钟远鸣团队综合运用多向腰椎牵引、辨证中药内服、中药涂擦烫熨治疗及骶管注射（神经根注射）等疗法，使绝大多数患者通过非手术治疗顺利快速康复。对于非手术治疗无效、有手术指征的患者，采用肌肉间隙入路的脊柱内镜微创髓核摘除手术，该技术水平居区内领先、国内一流。

## 岐黄薪火代代传，中西医协同理念成果显著

在钟远鸣教授的带领下，工作室成立后始终秉承中医"辨证论治"的基本原则，大力倡导"中西医协同""精准医学"的诊疗理念，长期积极开展一系列科研项目。历经多年攻关，先后获得了国家自然科学基金立项 2 项，广西科学技术进步奖二等奖 1 项，广西教学名师 1 项，广西医药卫生适宜技术推广奖一等奖 3 项、二等奖 3 项、三等奖 4 项，广西高等教育自治区级教学成果奖一等奖 2 项、三等奖 1 项。广中医脊柱外科临床及教学成果显著。

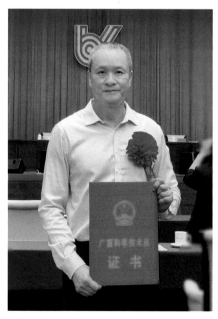
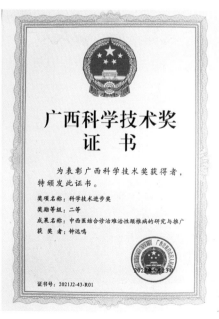

钟远鸣荣获广西科学技术进步奖二等奖

另外，工作室在项目开展的过程中共发表包括 SCI 及中文核心论文 100 余篇，出版骨科专著及高等院校本科教材 6 部，获国家专利 14 项，主持及参与制定国家及地方行业标准 3 项。至今，工作室已培养博士研究生 4 名、硕士研究生 70 多名，毕业后均就职于区内及区外 8 省市三甲医院从事骨科临床工作，在临床上推广项目组创立的脊柱外科相关疾病中西医结合诊疗方案，造福各地患者。

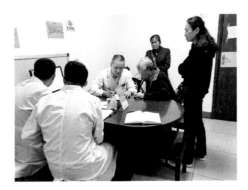

钟远鸣带徒出诊

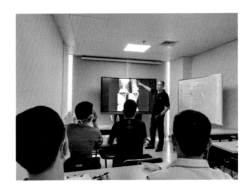

钟远鸣为学生授课

目前，钟远鸣学术经验传承推广在逐步推进，工作室多次开展广西"名中医八桂行"下乡活动，先后到访横州市、北流市、百色市等地，在各地医院进行教学查房、学术讲座及先进技术推广，点对点提供医疗技术帮扶。工作室在百色市中医医院建立了钟远鸣广西名中医工作站，让学术经验及先进技术下沉基层。另外，通过钟远鸣脊柱骨伤名医工作室团队师承培养项目还招收了区内外各级医院的传承人 70 多人。钟远鸣定期进行相关学术思想学习及技术经验推广，每周出诊时间均安排相关学生及传承人跟诊学习。与此同时，与钟远鸣相关的中药经验方已与医院制剂中心协同研发并进行剂型改革，计划在未来两年内申请通过自治区相关批文，使其更好地推广使用。

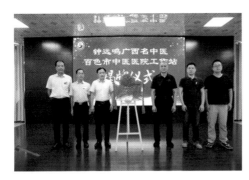

在百色市中医医院建立钟远鸣广西名中医工作站

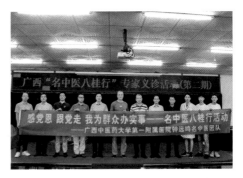

钟远鸣工作室成员在广西"名中医八桂行"活动中开展义诊活动

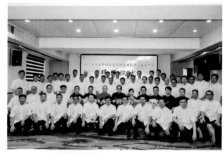
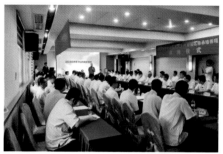
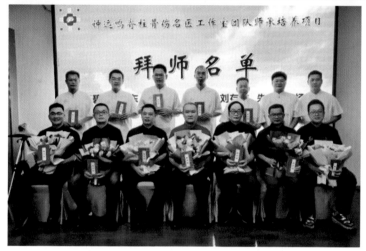

钟远鸣脊柱骨伤名中医工作室团队师承培养项目拜师仪式

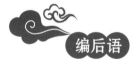

编后语

  下一步，工作室将进一步完善工作室教学及传承环境，为钟远鸣学术传承工作奠定基础，并积极在广西区内建立钟远鸣广西名老中医传承工作室，待时机成熟时推动在全国其他少数民族地区建设工作室；将名中医学术思想与专长印刷成书籍，赠予学员；加强与市级、县级中医医院的联盟关系，加大义诊惠民力度；设立专项名老中医宣传员与学术思想收集人员，及时推送名中医新的学术研究动态；建立外省学员奖励制度，努力吸收外省基层人员。

  钟远鸣说道："通过多措并举、上下踔厉，希望工作室能真正意义上做到专长经验'便民、惠民、利民'，做到学术思想源远流长，桃李满天下，为更好地解决群众'脊苦'、护佑百姓健康而努力奋斗！"

## 锐意进取耕耘风湿病专科
## 仁心仁术赓续传承护健康

吴金玉（1965—　），女，汉族，广东广州人。主任医师，医学博士，二级教授，博士研究生导师，博士后合作导师，广西名中医。广西中医药大学第一附属医院风湿病科主任、学科带头人。任中华中医药学会风湿病分会、肾病分会常务委员等职。主要从事风湿病与肾病中医药防治研究，擅长运用中西医结合治疗系统性红斑狼疮、类风湿关节炎、痛风性关节炎、皮肌炎、系统性硬化症、骨性关节炎、强直性脊柱炎、干燥综合征等多种风湿免疫性疾病。

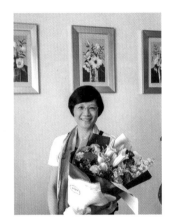

领衔专家：吴金玉

从事中医药防治风湿病、肾脏病的临床、教学和科研工作 30 多年，吴金玉在临床工作中兢兢业业，积极把新理论、新技术应用于临床诊治，认真耐心地倾听患者的倾诉。她一丝不苟的工作态度和微笑就是一剂良药，治愈了患者的病痛。

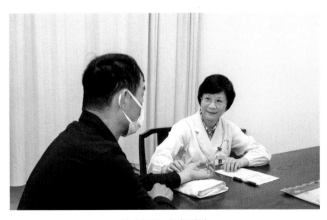

吴金玉为患者看诊

## 推进专科建设，引领风湿病科苗壮成长

1988 年，吴金玉从广西中医学院毕业后，一直在广西中医学院第一附属医院从事中医内科的临床工作，将医院"悲悯为怀，精益求精"的院训精神铭刻心中，勇毅前行。

早年，为更好地提升专科诊疗水平，吴金玉先后赴上海中医药大学附属龙华医院和中山医科大学附属第一医院进修学习。学成归来后，她将所学到的新理论、新技术应用于临床诊治，先后开展了肾脏穿刺术、腹膜透析、血浆置换等工作，为广西中医药大学第一附属医院的肾脏疾病、风湿免疫性疾病诊疗打下了坚实基础，提升了疾病诊疗水平，扩大了专科影响力。

2002 年，随着医院临床科室的调整，吴金玉主要工作科室从最开始的内三科分为肾内风湿科。2008 年，吴金玉获"广西名中医"称号。2013 年，吴金玉带领风湿病科独立建科。在 30 多年的工作中，吴金玉见证了广西中医药大学第一附属医院的壮大，也目睹了风湿病科从无到有，一步步苗壮成长。

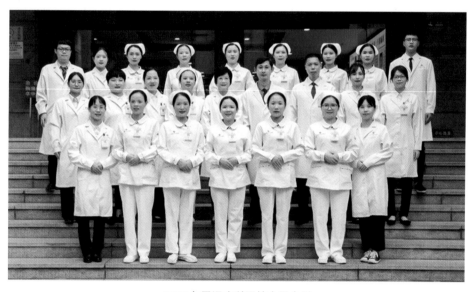

2022 年风湿病科医护人员合影

作为医院风湿病科主任和学科带头人，吴金玉多年来认真履行"一岗双责"，工作尽心尽责，主管及协调科内各项建设工作，定期召开专科工作会议，对专科的建设工作进行总结。同时根据医院建设规划及相关医疗政策，带领科室各级医师严格执行医疗质量核心安全制度，科学安排学科骨干定期查房，做好患者诊断、治疗及护理工作。

吴金玉精通中医理论，临床经验丰富，并将脾胃学说在前人的基础上做了更进一步的阐述与发展；在治疗慢性病和疑难病方面疗效卓著，将风湿病病因、病机概括为虚、邪、瘀三个方面，在临床诊治中尤其重视脾胃功能的调治。

　　同时，吴金玉坚持带领团队定期开展病例讨论，解决疑难危重症患者的诊疗问题，提升科室疑难病种的诊治能力，在中西医结合治疗系统性红斑狼疮、类风湿关节炎、痛风性关节炎、干燥综合征、系统性血管炎、多发性肌炎、皮肌炎、白塞氏病、强直性脊柱炎等多种风湿免疫性疾病中取得了良好疗效。同时开展了生物制剂及分子靶向药物的使用，关节腔穿刺术、皮肤肌肉活检术、骨髓穿刺术、肾脏穿刺术等代表专业先进水平的技术，整体提升了广西中医药大学第一附属医院风湿病科专科疾病诊治能力。

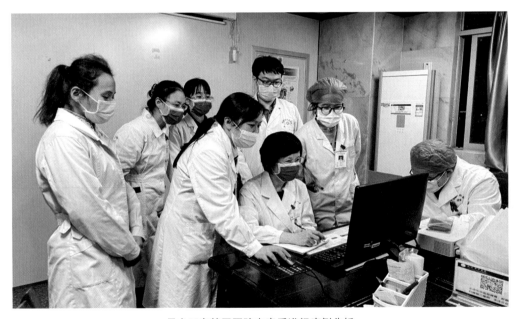

吴金玉在基层医院查房后进行病例分析

## 以微笑为良药，仁心仁术守护群众健康

　　在临床中，吴金玉不断提高自己的诊疗水平，为患者谋求更好的治疗方案，也常常引经据典，为年轻医师答疑解惑，提醒年轻医师注意患者患病中的小细节。吴金玉重视与患者的沟通，认真耐心地倾听每一位患者的倾诉，通过解答患者的疑惑，以此消除患者内心对疾病的恐惧，让患者鼓起勇气抗争病魔。提到吴金玉，患者都会说："吴主任一丝不苟的工作态度和微笑就是一剂良药！"

2022 年的夏季，吴金玉接诊了愁容满面的邓女士，询问邓女士病史发现：

★ 10 年前开始，每逢秋季邓女士常出现口干咽干、干咳等症状，当时因这些症状能自行缓解而未予以重视。

★ 2020 年 10 月，邓女士不慎受凉后未行诊治，口干症状逐渐加重。

★ 2022 年 8 月，邓女士开始出现反复低热，入夜尤甚，皮下瘀斑，至当地医院对症治疗，但多次复查血小板呈进行性下降，遂入住广西中医药大学第一附属医院血液内科治疗，考虑为免疫性血小板减少症而转入风湿病科。

转入风湿病科时，邓女士烦躁不安，口腔出血，皮下瘀斑，口干眼干，大便干结，心烦少寐，舌红，少苔，脉细数，检查血小板接近个位数，结合其抗体检查以及唇腺活检结果，明确诊断为"干燥综合征"，伴有血液系统损害。邓女士的病情刻不容缓，风湿病科立即给予激素及对症支持治疗，但激素治疗 4 日后，复查血小板无明显升高。其间，吴金玉建议邓女士服用中药配合治疗，然而邓女士表示拒绝。

吴金玉每日悉心查看邓女士病情，与她耐心沟通："现在西医治疗效果不显著，采用中西医结合治疗，既能发挥中药优势，根据中医的辨证论治针对关键病机治疗，同时又可以拮抗西药的副作用，中西医结合治疗，两条'腿'走路肯定要更稳健。"

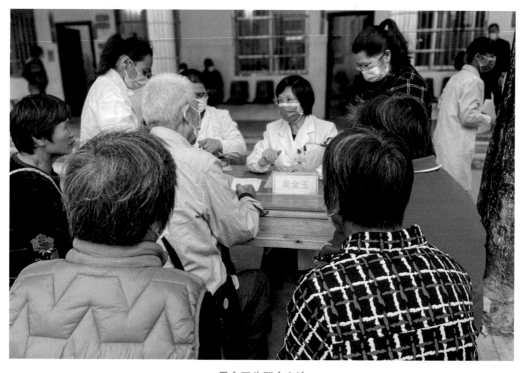

吴金玉为群众义诊

邓女士被吴金玉耐心负责的态度打动："吴主任，您是值得信赖的医师，每天都这么仔细地询问病情进展，我相信您的判断。"随着方案的改变，邓女士的治疗开启了新的篇章，口干及入夜潮热的症状明显减轻，烦躁的心情逐渐缓解，未见新发皮下瘀斑。眼见中西医协同治疗后病情平稳、诸证皆缓，邓女士及家属对吴金玉无微不至的关怀及专业的医学素养表示由衷的感谢和钦佩。

吴金玉用自己的经历诠释了一名优秀临床医生的态度和能力，正是吴金玉的仁心仁术，提升了广西中医药大学第一附属医院风湿病专科在岭南地区的影响力，为岭南中医风湿病的发展作出了重要贡献。

## 落实传承发展，发挥人才"传、帮、带"作用

2019 年，吴金玉广西名老中医传承工作室经广西壮族自治区中医药管理局批准成立，旨在系统研究和传承吴金玉的学术思想、技术专长，成为培养中医药传承人才的重要载体。工作室致力于中医药防治风湿病与肾脏病的研究方向，目前拥有一支以广西名中医、博士研究生、硕士研究生为主的高学历、结构合理、团结协作的医疗团队。

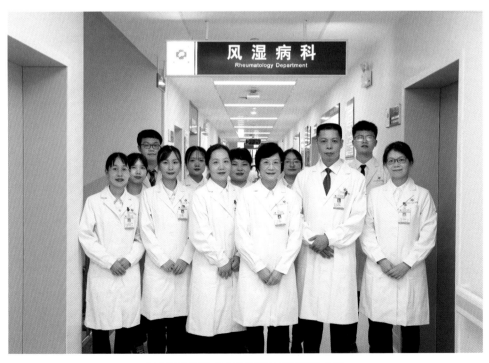

吴金玉广西名老中医传承工作室团队合影

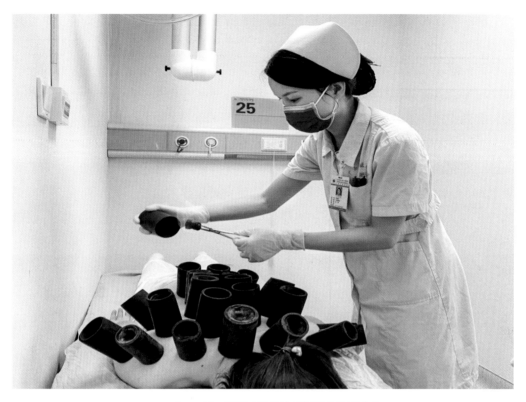

2021 年 12 月，风湿病科首次开展药物竹罐治疗

对吴金玉而言，"广西名中医"荣誉的获得、名医工作室的成立，既是对自己临床工作能力的认可，也是医院对自己的期许。

工作室成立后，吴金玉组织落实名中医的继承工作，及时跟进风湿病学科先进的医疗技术，带领并指导工作室开展了龙脊灸、雷火灸、穴位贴敷、药物罐、烫熨治疗、贴敷疗法、中药熏洗、中药足浴等具有中医特色且疗效较好的中医理疗项目。团队结合临床开展科研工作，开发了风湿病科健脾益气 1 号方和补肝益肾 2 号方等多种科室协定方，广泛应用于临床治疗，同时进行基础研究及机制探究，提高了社会效益。近年来，团队发表专业学术论文 100 多篇（含 SCI 收录 12 篇），主编及副主编专著 10 部，参编专著 15 部，主持国家自然科学基金 6 项及省部级课题 12 项，获中国中西医结合学会科学技术奖一等奖 1 项、广西科学技术进步奖二等奖及三等奖各 1 项、广西医药卫生适宜技术推广奖一等奖 2 项，并且于 2017—2022 年连续六年获"中华中医药学会风湿病分会优秀工作者"荣誉称号。2022 年，医院风湿病科成功获批广西壮族自治区临床重点专科，风湿病科的诊疗能力得到社会更广泛的认可。

借助广西中医药大学第一附属医院这一平台，吴金玉带领团队不断学习、锐意进取。在人才培养方面，她积极加强人才培养及开展岗位培训，有计划有规范地指导下级医师进行临床医疗工作，培养具有专科专病能力的人才，重视对下级医师的传、帮、带，注重对年轻医师的专业理论、操作技能的培养和训练，提高中医临床疗效。2019—2021 年，团队连续 3 年举办广西风湿病中西医结合诊治学习班暨广西名中医吴金玉教授学术经验推广学习班，为基层医院培养风湿病专科人才和骨干提供学习平台，开阔诊疗思路和临床思维，提升临床医生解决专科临床疑难问题的能力，有助于进一步弘扬中医药治疗风湿病的特色和优势，更好地推动中西医结合风湿病学科的发展。2021—2022 年，团队积极响应党和国家号召，以实际行动践行"感党恩　跟党走　我为群众办实事"，深入推进广西"名中医八桂行"活动，先后与北流市中医医院、靖西市中医医院进行学术交流，开展学术讲座、教学查房、疑难病例讨论、义诊等活动。通过到基层传播名中医学术思想和技术专长，"点对点"提升

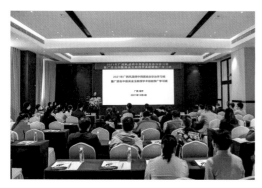
广西名老中医吴金玉教授学术经验推广学习班召开

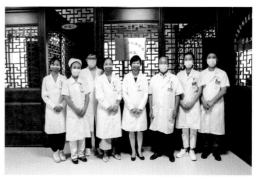
广西名老中医吴金玉工作室在靖西市中医医院挂牌

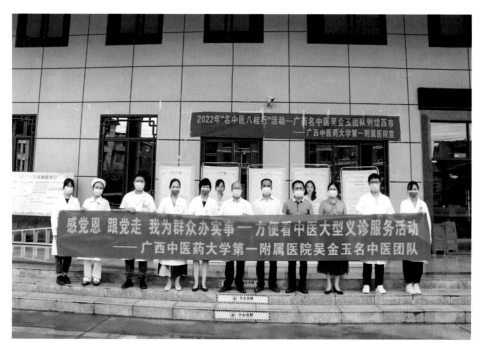
在广西"名中医八桂行"活动中，吴金玉名中医团队开展大型义诊服务活动

基层中医药服务能力，切实满足基层群众对中医药服务的需求，让群众在家门口就能享受到优质高效的健康服务。

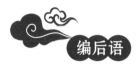

编后语

　　秉承"悲悯为怀，精益求精"的院训，吴金玉始终希望能在临床诊疗和科研教学中发挥自己星星之火的作用，以冀汇聚成广西中医药大学第一附属医院闪耀于八桂大地之光。

　　吴金玉带领团队砥砺前进，下一步团队将共同完成广西壮族自治区临床重点专科——风湿病科的建设工作目标，将风湿病科的医疗水平、学术影响力提升至全区领先水平，使人才梯队结构更加合理，中医特色更明显，并探索出优势明显的中西医结合诊治风湿病的方法，使疑难危重患者诊治水平不断提高，医疗服务能力有效提升。并在全区范围内推广风湿病新技术、新成果，加强对周边地区及基层医院的带动和辐射，推动区域协同发展，使广西中医药大学第一附属医院风湿病科建设成为有一定规模，以中医特色为主、西医同步发展的临床重点专科。

## 十指传承济苍生
## 以推拿匠心诠释医者初心

黄锦军（1964—　），男，汉族，广西桂平人。主任医师，教授，硕士研究生导师，世界手法医学与传统疗法名医，第七批全国老中医药专家学术经验继承工作指导老师，广西名中医。广西中医药大学第一临床医学院推拿教研室主任。师从广西中医药大学徐光耀教授、上海中医药大学周信文教授。擅长一指禅推法、滚法，以"和术推拿"结合中医辨证、现代营养学及传统的"气功点穴疗法""整体平衡推拿""内功推拿疗法""经筋推拿疗法"等疗法治疗颈肩腰腿痛症及脊柱相关性疾病。

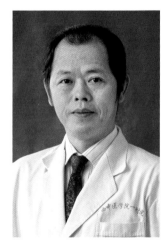

领衔专家：黄锦军

推拿，是一门古老的中医外治法，可治疗内科、外科、妇科、儿科、骨伤科、五官科、神经科等科 200 多种病症。在推拿这条道路上，黄锦军已走过 35 年。他耕耘于推拿事业，推拿事业也回报给他荣誉。2022 年，黄锦军被确定为"第七批全国老中医药专家学术经验继承工作指导老师"。

生命不息，奉献不止。黄锦军信念坚定地说道："定当切实做好名老中医学术思想传承工作，加快培育、培养名医工作室传承接班人，提升中医药学术水平，为中医药事业发展作贡献。"

## 良师引领，与广中医相伴成长

广西中医药大学第一附属医院自 1942 年建院以来，一直在蓬勃发展。黄锦军师从广西中医药大学徐光耀教授。因为徐光耀教授，黄锦军在 20 世纪 80 年代就和广西中医学院第一附属医院结下了不解之缘。

1986 年至 1987 年，黄锦军在广西中医学院第一附属医院实习时，就跟在徐光耀教授身边进行门诊学习，这是他从医生涯梦的开始。徐光耀教授是广西名老中医、广西推拿医学的开拓者。在徐光耀教授的谆谆教导下，黄锦军在学习过程中亲身领略了推拿的神奇，感同身受之下刻苦练习各类手法，初步掌握了推拿的临床应用知识。在实习期间徐光耀教授还放手给黄锦军直接治疗患者，获得了很好的疗效。

这些年，黄锦军始终庆幸当年有机会跟师徐光耀教授，他感恩于徐光耀教授也得恩于徐光耀教授，"徐老师为人师表，他崇高的敬业精神及为民除疾的精湛技术，让我深受感触，毕业后不管在哪里行医，我都要以徐老师为榜样，以曾经能在广西中医学院第一附属医院实习为荣！"黄锦军心里梦想的种子在逐渐发芽。

此后，黄锦军心里始终牢记徐光耀教授对他的谆谆教诲，更期望有朝一日能继续在徐光耀教授身边学习、工作。因此，广西中医学院第一附属医院成为黄锦军心之所向的地方，是黄锦军为推拿事业发展贡献自己的力量、回报老师恩德的阶梯。

1999 年至今，黄锦军一直在广西中医药大学第一附属医院从事推拿的临床、教学和科研工作，见证了广西中医药大学第一附属医院的发展壮大历程。

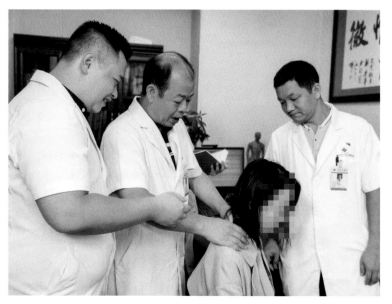

黄锦军为患者做推拿治疗

★他记得，2001年医院挂牌"广西中医学院第一临床医学院"，当时同时使用三个名称：广西中医学院第一附属医院、广西中医学院第一临床医学院、广西壮族自治区中医医院，开放病床630张，年门诊量85万人次，住院患者1万多人次。

★他记得，2009年，医院推拿学科获批国家中医药管理局重点学科，那是全国推拿学科第一批重点学科，标志着广西推拿学科建设已经进入全国第一阵营。而他自己，也是这一年获第一批"广西名中医"称号。

★他记得，2012年获"世界手法医学与传统疗法名医"称号，此时恰逢广西中医药大学第一附属医院仙葫院区正式开工，2017年7月建成开业，全体广西中医药大学第一附属医院职工发扬"时不我待，奋勇争先"的精神积极投入新院区的发展建设中。

此外，黄锦军还荣获中国中医药研究促进会科学进步奖二等奖、中华中医药学会科学技术奖二等奖、中国民族医药学会科学技术奖三等奖各1项，广西医药卫生适宜技术推广奖二等奖3项、三等奖3项；多次获得国家级、区域级、校级优秀指导老师，获校级教学成果奖一等奖2项及大学教学标兵、优秀教研室主任等荣誉称号。

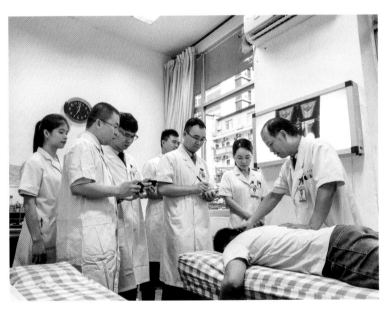

黄锦军在临床带教

黄锦军的每一步重要历程，都与广西中医药大学第一附属医院相伴成长，他把最好的岁月贡献给了推拿事业，也将最核心的推拿精髓留在了广西中医药大学第一附属医院，与广西中医药大学第一附属医院荣誉共生。"谢谢广西中医药大学第一附属医院帮我实现了我今生今世的梦。"黄锦军深情地说道。

## 以"术"达"和"，展现推拿神奇魅力

在多年的临床、教学与科研工作中，黄锦军总结出一套"以术达和"的辨证思想。在继承徐光耀教授"松则通、动则通、顺（正）则通"的"三通"推拿理论基础上，黄锦军结合"以术达和"的辨证思想，进一步形成"和则通"的推拿理论，提出"和术推拿"学术思想，补充并完善了徐光耀教授"通法"推拿理论内涵。

"术"是使人体恢复自身统一、与天地万物统一的和谐状态的治疗手段、方法，包括推拿、针灸、方药、功法、医患沟通等；"和"是一种"阴平阳秘"的状态，既是治疗法则，也是治疗目的。

"和术"，是以"和"（"天人合一"自然观、协调平衡的整体观）为施术纲领，以"术"和表里、和气血、和经脉、和筋骨、和脏腑之法指导施术手段，最终使人体达到"阴平阳秘、精神乃治"的"和谐"状态。

"和术"即以"术"达"和"，使人体恢复自身统一、与天地万物统一的和谐状态的各种医疗技术，是传统中医"整体观"和"辨证论治"的特点在推拿治疗领域的具体应用。

"和术推拿"广泛应用于指导内科、外科、妇科、儿科、骨伤科、五官科等疾病的治疗，擅长治疗颈椎病、腰椎间盘突出症、腰椎管狭窄症、腰椎滑脱、强直性脊柱炎等脊柱相关性疾病以及头晕、头痛、心律失常、顽固性失眠、高血压、胃脘痛、经带异常、皮肤瘙痒、抑郁症、阳痿等疾病。"'和术推拿'是通过推拿手法，使人

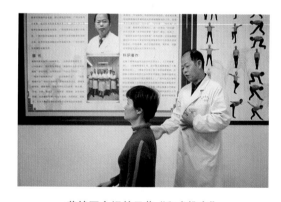

黄锦军介绍并示范"和术推拿"

体局部表里、气血、脏腑趋于'和'的状态，进而使整体气血、阴阳趋于'和'，通过整体趋于'和'，促进局部'和'，从而调动身体自愈能力，加快疾病痊愈，充分体现了中医辨证论治思想和整体观。"黄锦军说道。

例如在内科方面，黄锦军以"调督任和阴阳，重局部和五脏，疏肝胆和表里，通三焦和上下"四大理论要素为要点，在人体前后、左右、上下施以辨证及整体的推拿。在骨伤科疾病方面，黄锦军提出了"三步和法"治疗理论：第一步"疏经通

络和气血"，第二步"整脊调督和筋骨"，第三步"温肾固本和阴阳"。最终气血通和，筋骨得养，达到骨正筋柔的疗效。

52岁的赵阿姨正是"和术推拿"的受益者。近10年来，赵阿姨反复出现双手麻木、晨起时手指僵硬，伴有颈肩部酸胀、头晕欲吐等症状，这些问题一直困扰着她。赵阿姨曾求诊于多家医院，甚至跑去乡间找偏方，但均以失败告终。机缘巧合下，一位朋友见赵阿姨夹菜困难，询问了解后推荐赵阿姨到黄锦军处治疗。赵阿姨原本对中医心存疑惑，但在朋友的极力推荐下，她抱着试一试的态度，于2021年5月21日开始第一次治疗。

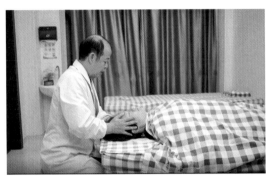 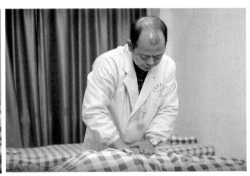

黄锦军为患者做"和术推拿"

黄锦军对赵阿姨的病情进行辨证，认为赵阿姨长期伏案工作，导致局部经脉损伤，瘀阻气血不通，不通则双手麻木，清窍失养则头晕欲吐，遂诊断为混合型颈椎病。根据颈部脊柱生物力学特点，黄锦军采用"和术推拿"治疗骨伤科疾病的"三步和法"来治疗：

> 第一步"疏经通络和气血"，运用滚法、一指禅推法、拿法，整体放松颈部紧张肌肉，疏经通络，调和气血；第二步"整脊调督和筋骨"，运用扳法，同时配合颈部摇法、上肢抖法来纠正颈部筋出槽、骨错缝，解除卡压和组织粘连，促进炎症消除；第三步"温肾固本和脏腑"，运用擦法、拍法，使颈部督脉经气畅通，可调畅诸阳经经气，气行则血行，气血通和，筋脉得养，从而调整颈部外源性动力活动系统失衡的拮抗肌群，使经络、气血、筋骨"和"，达到治疗目的。

"6月12日，当我做完2次治疗后，手不麻了，肩膀也不痛了，也不晕不吐了。"从此，赵阿姨改变了对中医的看法，积极向周边的亲戚朋友推荐中医推拿的绝妙之处。"一颗药都不用吃就治好了病，中医推拿真的太神奇了！"

经过多年的临床实践与基层就诊，黄锦军与众多患者相识，听说过许多不同的故事，他深感医者技术精湛的重要性。"精湛的医术能为更多的患者解除痛苦，让他们重展笑颜，这也是我们从医的重要意义。"他在推拿上下苦功夫，同时巧用经方解疾除厄。

记忆中，曾有一位40多岁的中年男性患者，出现性生活时勃起不行1年多时间，经多家医院就诊，予补肾等对症治疗均未取得成效，遂来寻求黄锦军帮助。黄锦军诊查后发现患者性生活时勃起不行，自觉时有双眼灼热感，时有头晕，无遗精，无头痛，腰酸冷痛，舌暗苔白，脉沉弦而涩。黄锦军予"少腹逐瘀汤"加减。少腹逐瘀汤出自《医林改错》，是调经种子第一方，虽常用于妇科疾病的治疗，但同样适用于男性疾病的治疗。方用治疗瘀血结于下焦少腹，多由肝肾脏腑功能失调寒凝气滞，疏泄不畅而发为本病。经过3个疗程的治疗，终于解决了该患者的病痛。

经此一事，黄锦军更加注重中医经典方药的运用，将推拿与经方、营养学相结合对患者进行诊治，通过不断总结临床经验与技法，形成以推拿为主、配合中药内服外调的诊疗特色。

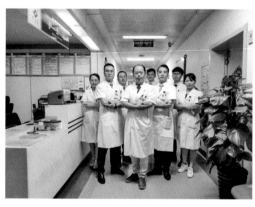

黄锦军工作室成员合照

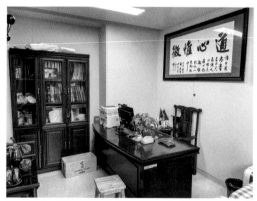

黄锦军工作室环境

2019年10月，在广西壮族自治区中医药管理局开展的广西名老中医传承工作室建设项目的支持下，"黄锦军广西名老中医传承工作室"正式成立，主要任务是开展黄锦军名老中医的学术经验传承与创新工作。在3年的建设期内，工作室通过收集、整理黄锦军名老中医的临床医案，挖掘、研究并传承其临床经验、学术思想与技术专长，加快推进工作室团队的理论体系构建和核心技术的整理、研发及临床推广应用，工作室团队逐步形成具有中医药传承特色的临床有效方法和医、教、研创新模式。

目前，工作室共 9 位成员，负责人为杨宇教授，其中具有正高级技术职称 1 人、副高级技术职称 3 人、中级技术职称 4 人、初级技术职称 1 人，是一个实力较为雄厚的学术团队。工作室建设成为集名老中医临床经验示教诊室、示教观摩室、资料室（阅览室）为一体的学术经验传承工作站，为形成老中青结合人才梯队，促使临床与科研相结合、传承与创新相结合，培养高层次中医药人才起到积极作用。

同时，工作室注重将相关名老中医经验技法下沉基层，"和术推拿"正是其层经验技法传授的重要组成部分，这与其简、验、便、廉的特点密不可分。"'和术推拿'绿色、无创伤、无药物毒副作用，可有效降低治疗成本，效果显著，尤为适合在缺乏

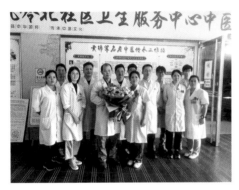

黄锦军广西名老中医传承工作室凤岭北站成立

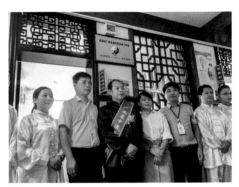

黄锦军广西名老中医传承工作室武鸣区中医医院站成立

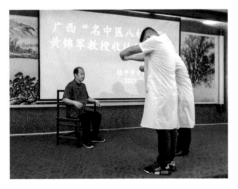

在桂平市中医医院的收徒仪式

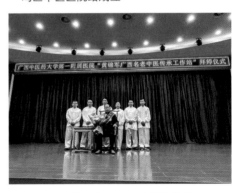

在武鸣区中医医院的收徒仪式

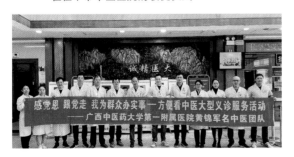

通过广西"名中医八桂行"开展大型义诊服务活动

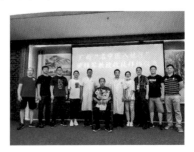

2021 年广西"名中医八桂行"收徒仪式

医道传承

医疗条件的基层单位和边远地区推广应用。"黄锦军说道。

2021年以来，黄锦军先后带领工作团队在青秀区凤岭北社区卫生服务中心及武鸣区中医医院成立黄锦军广西名老中医传承工作站。2022年，通过广西"名中医八桂行"活动，黄锦军先后带领工作室成员在桂平市中医医院、北流市中医医院、百色市中医医院、武鸣区中医医院等医院开展义诊、学术讲座等活动。通过名中医思想和技术专长的传播，提升基层中医药服务能力，满足人民群众对中医药服务的需求，进一步推动基层中医药事业的发展，传承和弘扬中医药文化，为广西中医药事业高质量发展筑牢基础。

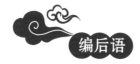

编后语

　　这些年，黄锦军不断引领广西中医药大学第一附属医院推拿学科的茁壮成长，为推拿学科发展注入了新的动力和机遇。如今，推拿科已发展成为广西最大的集医疗、教学、科研、预防保健、养生康复于一体的综合性推拿学医疗专科机构。

　　风雨兼程八十年，精益求精谱新章，值此广西中医药大学第一附属医院80周年院庆之际，黄锦军与工作室成员依旧奋战在推拿事业上，期望敢为人先的广西中医药大学第一附属医院职工精益求精、共同进步，继续迈出承前启后、继往开来、再创辉煌的新步伐。

## 融医学之严谨
## 中西结合防治心系疾病

卢健棋（1963—　），男，壮族，广西平南人。主任医师，二级教授，博士研究生导师，博士后合作导师，广西名中医，广西岐黄学者。广西中医药大学第一附属医院心血管学科、急诊学科带头人。任中华中医药学会心血管病专业委员会副主任委员、中华中医药学会急诊危重症分会副主任委员、世界中医药学会联合会急症专业委员会副会长等职。长期从事中医、中西医结合防治心血管疾病的临床、教学、科研工作，基础理论扎实，专业知识精通，具有丰富的临床实践经验和较高的临床诊疗水平，擅长循环、呼吸等系统疾病的诊疗以及急危重症救治。主持国家自然科学基金等 20 多项科研项目，牵头制定猝死中医临床诊疗专家共识。

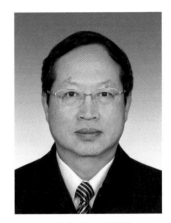

领衔专家：卢健棋

2008 年 11 月 30 日，第二批广西名中医入选名单公布，卢健棋位列其中。行医 30 多年，卢健棋致力于心血管疾病的中西医防治研究，尤其擅长诊治冠心病、心力衰竭、心肌炎、高血压病、血脂异常、慢性支气管炎、肺心病等疾病，提出"治心莫远温""心病顾心神"等学术观点。从小立下学医志向的卢健棋，在为众多病患生命保驾护航的同时，也为广西医学界培养了大量的人才。

## 勤学不怠，坚定行医志向钻研医术

　　卢健棋生于 1963 年，受祖父早逝的影响，他从小就立下了学医的志向。1980 年，卢健棋考取了广州中医学院（今广州中医药大学），成为高考恢复后广州中医学院在广西招收的首届学生。在学校学习的日子里，卢健棋每天早晚背诵中药性味功效、常用方歌、经脉、穴位和中医经典，不断加强知识的积累和基础的夯实，在见习和实习中大胆应用相关理论，不断总结积累经验。

　　1983 年暑假期间，还是学生的卢健棋迎来了他的第一个患者。当时，邻居来卢健棋家里串门，知道卢健棋正在中医学院读书，便向他述说起多年来的困扰。原来，邻居 8 年前坐月子期间不慎受风出现感冒症状，服用诊所开具的中药后大量出汗，从此以后特别容易出汗，稍微活动甚至不活动的时候都有汗液渗出，平常往往需要在前胸后背各垫一块毛巾来吸汗，遇风吹时则遍身疼痛，比其他人都要怕冷。"别人穿短袖我得穿长袖，别人穿长袖我就得穿外套了。"邻居苦恼不已，曾去多家医院求医，吃了很多药均无明显效果。

　　听了邻居的描述，卢健棋脑海中浮现出《伤寒论》辨太阳病脉证并治中的条文："太阳病，发汗，遂漏不止，其人恶风，小便难，四肢微急，难以屈伸者，桂枝加附

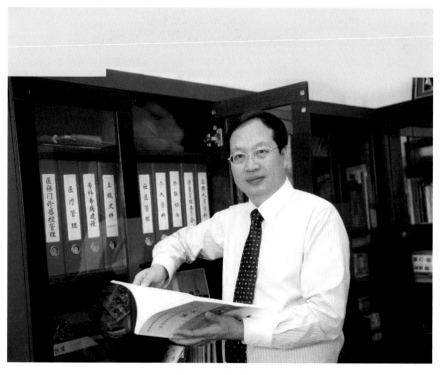

卢健棋多年勤学不怠

子汤主之。"考虑其为阳气不足，营卫失和，故按照原方用药3付。过了数天，邻居告诉卢健棋，服用他开的药后，已无汗出、恶风等症状。通过此事，卢健棋感叹于中医经典的神奇，还体会到治病带来的成就感，更加坚定了他一生从医的信念。

1985年毕业后，卢健棋本来有机会留在广州，但他毅然选择回归建设家乡，从此与广西中医学院第一附属医院结下了不解之缘。

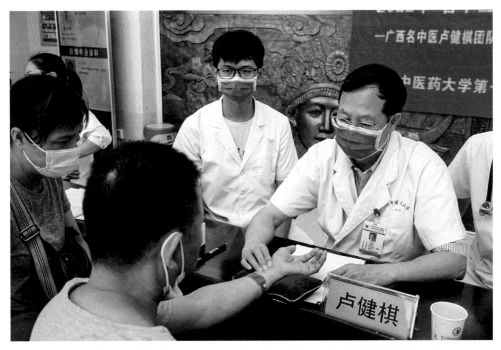

广西"名中医八桂行"活动中，卢健棋在融水苗族自治县中医医院为群众义诊

卢健棋刚开始工作时，跟师名老中医李锡光教授，受其"发挥中西医各自优势，突显中医药特色"的思想影响，他在深入研读中医经典的同时，不断加强中西医知识和技能的学习与训练，广泛汲取现代医学先进的研究成果。在临床诊疗中重视中西医结合、中西医协同，发挥中医药特色优势，善于学习借鉴前人经验，吸收最新前沿知识和研究成果，不断提高临床疗效。2008年4月，卢健棋被任命为医院副院长，他仍然坚持定期带徒出诊、查房、开展科学研究、撰写论文、出版著作，至今共发表学术论文170多篇，编著出版教材著作15部。卢健棋积极组织工作室团队成员不定期到基层开展讲学、查房和义诊等活动。在到各市县中医院检查指导工作时，仍不忘抽出时间到病房为患者诊病，为当地医务人员传授学术思想和临床经验，让医疗技术下沉基层。

这些年，卢健棋碰到无数疑难杂症，他不断从中总结思考，屡获奇效，深受病患好评和同道认可。

## 行医细致，中西结合提升临床疗效

"临床疗效是中医生命的根，中医博大精深。作为一个当代合格的医生，必须找出中、西医两种理论的契合点，有创新、有突破，才有作为，而中医师更要精通中医基础理论。"卢健棋说道。

卢健棋在治疗疑难、急危重症时，往往病证同辨。急、难、重症，病情复杂，表现多端，辨证困难，救治棘手，常非一法一方能奏效。因此，卢健棋常常告诫学生对此应力求稳中有细，缓中有急，既不可图一时之快，治标弃本，也切忌恋本耽时失标。细辨病证轻重，既辨病又辨证，既要坚持中医理论原则，又需灵活应用西医的认识和研究成果，将现代药理研究成果在辨证论治的基础上运用于临床。

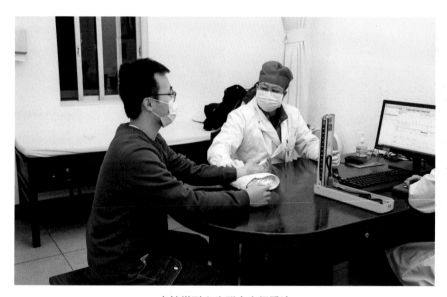

卢健棋耐心为群众夜间看诊

曾有一次，一个 19 岁的年轻小伙子来卢健棋门诊看病，小伙高考前体检做心电图检查提示预激综合征，平素时有心悸不适，考试结束后便在当地医院做了经导管射频消融术，术后出现"Ⅲ度房室传导阻滞、交界性逸搏"，经治未效后被转至广西某三甲医院心脏重症监护病房，诊断为"心律失常：B 型预激综合征射频消融术后Ⅲ度房室传导阻滞、交界性逸搏"，经治无改善后，医生建议患者行心脏起搏器植入术治疗，遭到其及家属拒绝。

此后，小伙子辗转就诊于国内多家知名医院，医生均建议其行心脏起搏器植入术治疗。出于对再次手术的恐惧，小伙子及其家属考虑再三后决定先寻求中医药治疗，遂慕名找到卢健棋诊治。

经过详细问诊和观察，卢健棋发现小伙语声相较常人低微，精神不振，自述时有心悸、乏力、气短，活动后尤为明显，考虑其病为"气虚—大气下陷证"。卢健棋认为，心悬于胸中，为大气所包举，大气陷下则心无所附，发为怔忡，大气升则心有所依，而怔忡自止。

卢健棋在处方时予升陷汤合麻黄细辛附子汤（用桂枝易附子）加减，方中重用黄芪为君药，取其既善补气又善升气之性；用桂枝易附子乃取其味辛微甘，力善宣通，能升大气，可助脾气之陷者上升，且不易助燥热之邪。又考虑到小伙子为射频消融术后所致Ⅲ度房室传导阻滞，外力因素导致心之脉络瘀阻，可引发痰、瘀等病理产物堆积，进而加重脉络瘀阻，便加用橘络、丹参等化痰活血通络之品。此外，考虑射频消融术的原理为电热灼伤，故加用小剂量黄连以清泻心火。服药2周后，小伙子症状明显改善，复查心电图提示为窦性心动过缓，房室传导阻滞已消失。

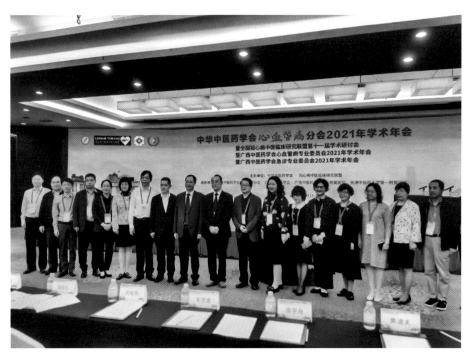

卢健棋参加心血管学术年会合影

卢健棋作为广西中医扶阳研究会会长，善于将阴阳学说运用在临床实践中，临证制方用药时总是从调和机体的阴阳入手，并结合每个患者的特殊情况来处理，每每能获取良效。

例如，卢健棋用临床经验方强心汤治疗慢性心力衰竭。他认为中老年心力衰竭患者多因气虚不足，心气亏虚，气不化精生阳，心阳不振，水饮停聚而致心衰。其研制的强心汤重用红参、扶芳藤，红参大补元气、益气生精，扶芳藤补气活血，红参、扶芳藤一气一血、一阴一阳，气虚得补，血滞得通，气血调和，阴阳自平，有"阴中求阳，阳得阴助而生化无穷"之意。

## 实践为先，传承创新中医"护心"精髓

卢健棋重视传承，力求创新。他突破传统的师带徒模式，用新思维、新方法指导带徒工作，提出了"经典是基石、辨证是关键、疗效是根本、科研求发展、打造新名医、传承做贡献"的带徒理念。

卢健棋常教导学生"勤求古训，重在新义；治学勿以空谈，重在实践"，即要在继承的基础上提出新问题，通过实践，敢于突破，解决新问题，从而不断丰富中医学说内容，提高诊治疾病的能力。正如《素问·至真要大论》谓："有者求之，无者求之。"有者求之，继承之意；无者求之，创新之属。

"一是要认真整理研究中医文献资料，对于古籍经典熟读深思，领会其理论真谛；二是要把理论研究和临床、科研实际紧密结合，使之相得益彰，同时要整理研究近代老中医医籍及临床经验，掌握其治疗疾病的独特之处。"卢健棋说道。

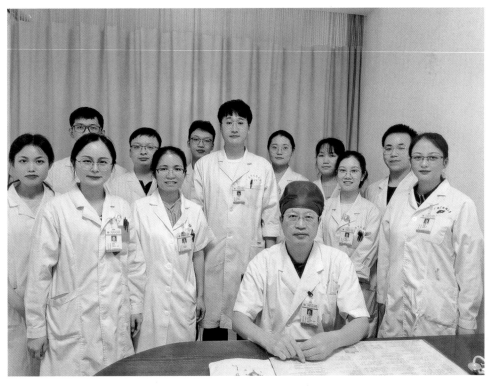

卢健棋及其后备学术继承人合影

2019年，广西壮族自治区中医药管理局批准设立卢健棋广西名老中医传承工作室，工作室的主要任务是挖掘整理、传承弘扬卢健棋名中医的学术经验。目前，工作室在心血管学科初步形成了一支梯队层次合理，职称、学历和年龄结构合理的传承队伍，共有团队成员15名，其中博士研究生导师2名、硕士研究生导师3名，博士研究生5名、硕士研究生8名，高级技术职称6名、中级技术职称6名、初级技术职称3名。

在卢健棋的指导下，工作室将中医经典验方与心系疾病有机结合，注重理论和中医论治体系的梳理创新，培养心系疾病中医药防治传承创新团队。尤其在高血压、冠心病、心力衰竭等心血管常见疾病的中医药防治上，卢健棋带领团队进行了系统的研究。

在冠心病方面，卢健棋指出"虚""痰""瘀"是冠心病PCI术后心绞痛的关键病理要素，根据患者寒、热属性的不同，制定了益气温阳活血、益气养阴活血两大治法，其中心痛宁汤、养心通脉方分别为两大治法的代表方剂。此外，他提出"血脉心神同调"是治疗冠心病双心疾病的重要原则，并研制了专病制剂益气活血开心汤用于治疗冠心病合并焦虑、抑郁状态的患者。

在高血压病方面，卢健棋致力于高血压病血栓前状态与中医体质相关性及高血压中医证型的标准化研究。他带领团队先后制定了《高血压病血栓前状态的中医体质防治方案》《高血压中医证型的辨证诊断标准》，运用中西医结合治疗手段使高血压的控制率和达标率得到明显提升。

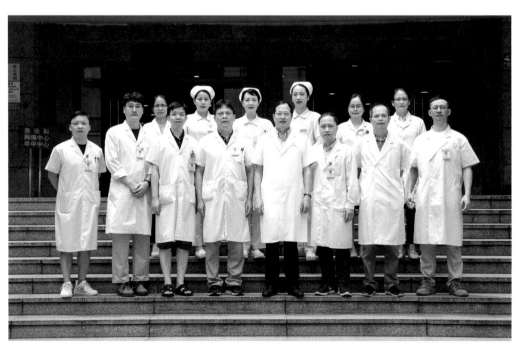

卢健棋广西名老中医传承工作室成员合影

在心力衰竭方面，卢健棋提出"治心莫远温"的观点，并研发了院内制剂强心汤（参芪扶心胶囊），其牵头制定的《左室射血分数保留的慢性心力衰竭中医诊疗方案》《慢性心力衰竭中医治疗规范化技术方案》在区内得到广泛推广应用。

如今，工作室研究成果获得中国中医药研究促进会科学技术进步奖、中西医结合学会心血管病专业委员会科学技术进步奖、广西医药卫生适宜技术推广奖等多种奖项，获成果登记5项、发明专利1项。

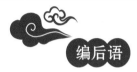

编后语

八十年风霜雨雪，八十年兼容并蓄，熔铸了广西中医药大学第一附属医院独有的文化和精神。与广西中医药大学第一附属医院相伴30多年，卢健棋见证了众多广西中医药大学第一附属医院职工励精图治、自强不息的执着追求，善于创新、奋发图强的拼搏精神，砺志笃学、以人为本的博爱情怀，团结进取、卓行不息的人文魅力。

卢健棋希望，全体广西中医药大学第一附属医院职工能始终秉持"悲悯为怀，精益求精"的院训，恪守"仁爱、敬业、精进、务实"的医院精神，在新时期着力开创广西中医药大学第一附属医院发展新纪元。

## 中西医结合精研神经内科
## 以患者为先守护生命精彩

刘泰（1959— ），男，汉族，广西临桂人。主任医师，二级教授，博士研究生导师，第七批全国老中医药专家学术经验继承工作指导老师，桂派中医大师，广西名中医。先后在中国中西医结合神经科专业委员会副主任委员、中国民族医药学会脑病分会副会长等8个国家级学术团体任职，并在广西中医药学会中医脑病专业委员会创会主任委员、广西康复医学会副秘书长等9个省级学术团体任职。擅长诊治

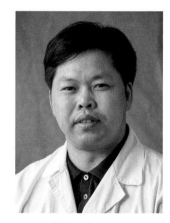

领衔专家：刘泰

脑血管病、帕金森病、癫痫、眩晕失眠、焦虑抑郁、痛症、心理障碍等。获广西科学技术进步奖二等奖1项、三等奖5项，广西医药卫生适宜技术推广奖二等奖6项，国家发明专利1项。

"他看起来好像挺粗枝大叶的。"

"他似乎总有点不紧不慢。"

"他总是一副憨态可掬的样子。"

……

这是许多人对刘泰教授的第一印象，然而，每一个与刘泰教授相处过的人都笑言，除"憨态可掬"确实是他特有的标记外，前面两点其实都是错觉。实际上，刘泰在忙碌的工作中始终严于律己、细致谨慎，却又和蔼可亲、耐心体贴。同事们常笑言，这位"陀螺型主任"人憨心细。

## 探索中医奥秘，深耕医教研打造"龙头"学科

走上中医之路，对刘泰而言仿佛是命中注定的。回想 46 年前那个冬季，全国 570 万名考生回到阔别 10 多年的高考考场，大专院校录取新生 27.297 万人，刘泰有幸成为其中一分子。借着这个机缘，刘泰来到广西中医学院学习，毕业后留校工作，从此与中医结下了不解之缘。

这些年，刘泰一直坚持在行医这条充满挑战之路上辛勤耕耘，努力探索中医和中西医结合防病治病的奥秘，于 2012 年成为广西中医药大学第一附属医院二级教授，在全国同道中小有名气。

★刘泰擅长运用中医基本知识和基本技能诊治临床疾患，恰当运用中医药治疗急危重症，率先使用中药穴位烫疗治疗脑卒中偏瘫等神经系统疾患。

★率先在当年的神经科病区成立脑卒中康复治疗室以求康复尽早介入，通过 PNF、OT、PT 疗法和传统中医疗法进行脑卒中早期康复治疗，此举在当时为全国首家。

★率先成立"脑血管病之家"，以求不治已病治未病，加强对预防脑卒中的健康宣教工作。

★首先提出脑梗死的病机是痰瘀互结，创制的"醒脑通脉胶囊""疏血通脉方"分别获广西科学技术进步奖三等奖、广西医药卫生适宜技术推广奖二等奖。

★首先提出脑出血急性期脑水肿关键是"脑中蓄血"和"脑内蓄水"致"瘀水互结"巅顶，创制了"健神利水Ⅰ号煎剂"，获广西医药卫生适宜技术推广奖。

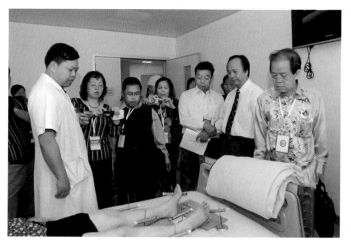

刘泰与到访的东盟参观团交流

长期精韧不怠的耕耘让刘泰积累了丰富的工作经验，他带领脑病学科全科同事不断努力，打造了一支特别能战斗的团队；学术氛围浓厚，脑病学科建设每三年上一个新台阶，顺利进入"国家队"，先后成为自治区级和国家级重点临床专科——2005年获广西医疗卫生重点（建设）学科、2008年获国家中医药管理局"十一五"重点建设专科、2011年获卫生部临床重点专科。正是在刘泰脚踏实地的真抓实干引领之下，广西中医药大学第一附属医院脑病学科逐步发展成为广西脑病领域的龙头学科。

同时，刘泰也是一名优秀的教师与科研能手。他擅长在教学过程中运用中西医理论，结合典型病例和国内外发展动态来教授学生；招收的43名研究生均已毕业，分布在全国各地工作，这些学生现已成为医院的院长、科室主任、业务骨干；作为广西中（壮）医优秀临床人才研修班导师，共招收学员18名，这些学员现已成为单位的技术骨干、业务能手，为广西中医脑病专科人才的培养起到了巨大的推动作用，使脑病专科如雨后春笋般在八桂大地不断壮大发展，成为广西中医界最具优势的学科之一。

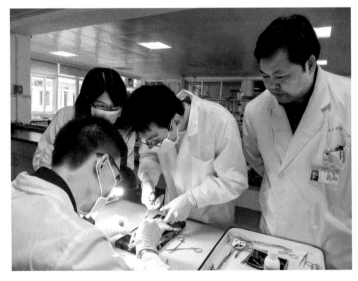

刘泰指导学生开展实验研究

在科研上，刘泰先后开展科研课题23项，其中国家级5项、省部级10项、厅局级8项；科研成果获省部级、厅局级奖18项，其中广西科学技术进步奖二等奖1项（第一完成人）、三等奖5项（第一完成人2项、第二完成人3项），广西壮族自治区教学成果奖三等奖1项（第一完成人），广西卫生科技进步奖三等奖1项，广西医药卫生适宜技术推广奖二等奖6项、三等奖4项；获国家发明专利1项（一种治疗缺血性中风的药物及其制备方法，ZL 2013 1 0469492.4）；发表论文100多篇，出版专著19部，其中作为主编出版9部，作为副主编出版3部。

通过学科、学术团队建设和学术活动的开展，刘泰在全国及全区同行中拥有较高的知名度，受到同行广泛的认可。2003年，刘泰获首批广西名中医称号；2011年获"十一五"广西医药卫生科技工作先进个人称号；2016年获中国中西医结合学会神经科专业突出贡献奖；2022年被确定为第七批全国老中医药专家学术经验继承工作指导老师。

## 坚持生命至上，树崇高医德坚持患者为先

40年从医生涯中，刘泰始终认为，医生是一个特殊的职业，面对的是一个个活生生的人，肩负的是金钱所不能衡量的健康与生命，因此，对每一位患者都不能有半点松懈和马虎，正如医学前辈张孝骞所说："如临深渊，如履薄冰。"

工作中，刘泰严格要求自己。他常常说："生命对于每个人只有一次，医者的每一个疏忽，患者往往可能要以生命作为代价，肩负着救死扶伤的使命，医者应当永不放弃！"因此，对每位患者，刘泰都要详细地询问病史，细致体查，做到成竹在胸，从而对症下药，给予合适有效的治疗。

刘泰任神经内科（今脑病科）主任之时，临床上对待下级医生也是严厉要求。他要求下级医生脱稿交班，促使医生们更加积极地查看患者，亲力亲为问病史，全面详细地了解患者的病情变化；要求下级医生发现问题及时报告和处理，尽量把风险遏制在萌芽中，尤其是对于危重及病情突然变化的患者，更应多巡视，多与家属沟通。

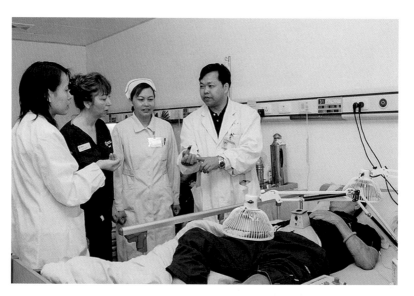

刘泰与到访的英国凯伦博士交流

而刘泰也是以身作则，虽然当时他在医院要管两个病区，还要兼顾出诊、查房、学术交流、上课等，但是只要不出差，刘泰每天都到病房查房。不仅数十年如一日早上交班从未迟到，经常晚上下班了也回到科室里巡视危重患者，力争患者安全度过危险期。

科室同事笑评刘泰："常常忙得像个陀螺似的，但是心却很细。"刘泰对每位患者的病情了如指掌，对患者的每一件事都放在心上。曾有一位78岁的老人住院时准备过生日，护士们没注意，但刘泰却记得很清楚，他提前让护士长准备生日蛋糕。当医务人员把生日蛋糕送到老人手上时，老人感动地拉着医护人员的手不放。

"刘泰医生像朋友般可靠。"王女士说道，她曾因剧烈头痛被送到医院急诊，然而脑CT检查未查出问题，一时难以诊断详细病因，只好暂时转到神经内科住院观察。刚从外面出差回来的刘泰知道这件事后，顾不上舟车劳顿，当即从家里赶到病房，检查结果发现王女士的颈部有硬块，进一步检查后确诊为颈部肿瘤，医院很快给她做手术治疗。"很多认识的人都说幸亏遇上了刘主任，手术做得及时，一点后遗症都没有。"王女士至今仍深感庆幸。

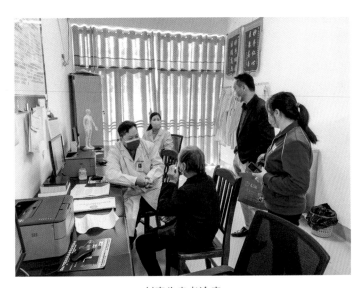

刘泰为患者诊病

以患者为先，正是刘泰行医办事的风格。神经科疾病常有较多疑难杂症，常有县级医院诊断不明的患者甚至是多方诊治仍未见效的患者前来就诊。刘泰记得，过去常有外地患者风尘仆仆地赶来，到医院时却已过了下班时间，只好第二天再就诊，这不仅给患者及家属带来不便，也造成了不必要的经济支出。

刘泰清楚，这些患者往往因常年就医家里经济并不宽裕，为此他常想方设法为他们减少医疗费用，力求尽快明确诊断，帮病患节省生活开支；每次开药时他都会先征求患者的意见，制定治疗方案时尽量帮患者省钱，力求做到花最少的钱得到最好的疗效；对诊治患者都会留下联系方式，只要患者告诉来诊，即使到了下班时间都会等患者到来并细致认真地诊治……极大地方便了患者，获得患者一致好评："刘主任总是设身处地地为我们着想，把患者当家人对待，把患者的病当自己的病诊治。"

## 精诚传承创新，中西医结合铺设健康坦途

如今，刘泰从事中医神经内科临床工作已有 40 年，他以自己的实际行动影响着身边的人，带动身边的人，通过传承医术医德，为群众的健康之路铺设出一条坦途。

2021 年，刘泰广西名中医传承工作室获广西壮族自治区中医药管理局批准成立。刘泰及其工作室团队擅长运用中医、中西医结合方法诊断和治疗神经系统常见病、多发病、疑难重症如急性脑血管病（脑中风）及后遗症、中风病危险因素的防治（如高血压、糖尿病、高脂血症等）、帕金森、癫痫、失眠眩晕、耳鸣健忘、麻木无力、焦虑、抑郁、头痛和坐骨神经痛等痛症、脑部肿瘤、心理障碍等疑难杂症及脏腑调理治未病。

工作室成立后始终秉持"传承创新，勤求古训，博采众长，精诚为医，服务民众"的中医精神，坚持"不治已病治未病，强调预防重于治疗"的中医理念，主张衷中参西、西为中用，力求辨证与辨病相结合的中医技术发展方向。"中医和西医，都是人类与疾病斗争的有力武器。二者各有所长，没有高低之分。中西医完全可以优势互补，携手共进。"刘泰常常教导弟子道。

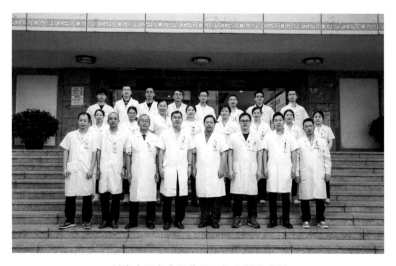

刘泰广西名中医传承工作室团队合影

工作室治疗特色是首先提出"四结合"疗法（中西结合、内外结合、针药结合、防治结合）和"五位一体"预防体系（教——健康宣教、疏——心理疏导、练——心身训练、检——定期检查、药——药物干预）防治脑卒中和神经系统疾患的学术思想，并形成一套行之有效的方案。该防治体系获广西科学技术进步奖二等奖。

临床辨证强调四诊合参、注重舌诊及病证结合的辨证新思维；临证选方用药提出"三结合"组方用药准则（辨证用药、辨病遣药、对症选药），形成不拘一法、方一药的切合患者实际的用药经验。

在病种的诊治方面，如中风病强调区分缺血性和出血性分期论治，围绕痰瘀关键病机形成"痰瘀并治"遣方用药经验；郁病病机的关键是肝气郁结，疏肝解郁为郁病治疗大法，由此拟定的方药取得较好疗效，得到患者首肯；不寐的中医治疗方法多种多样，然辨证分三期，即肝气郁结期（早期）、肝郁化火期（中期）、火郁伤阴期（晚期）治疗，可达避繁就简的目的，易于推广应用；痫病辨证认为是脾虚痰盛为主，巧用定痫丸加减论治。临床均取得较好疗效。

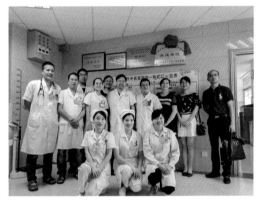
刘泰团队与基层脑病科室结对共建

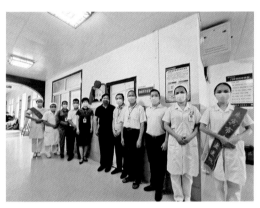
刘泰广西名中医传承工作室来宾工作站成立

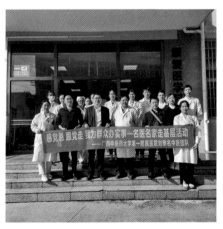
刘泰的工作室开展"感党恩　跟党走
我为群众办实事——名医名家走基层活动"

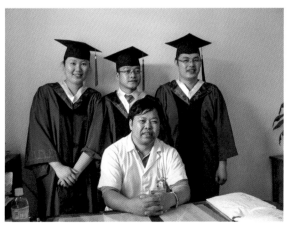
刘泰教授与硕士研究生毕业留念

目前，工作室有高级技术职称6人、中级技术职称3人。工作室以弘扬名家学术思想为己任，总结整理刘泰名中医学术思想及临床经验，分析用药经验及组方规律，提炼名医经验方剂，并在业内推广。同时积极培养学术继承人，推广名医中医技术，提升中医服务能力，造福百姓。

2021年8月，工作室在来宾市中医医院建立刘泰广西名中医传承工作室来宾基层工作站后，既为基层医护人员传经送宝，也为基层百姓健康护航。2021—2022年，工作室通过广西"名中医八桂行"活动多次深入广西基层医疗单位，推广名中医学术思想与先进诊疗经验，为推动广西中医药事业发展贡献力量。

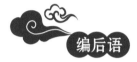

编后语

"健康所系，性命相托。"这一虔诚的誓言，时刻铭刻在刘泰心中。多年来，他坚持身体力行诠释着这不朽的信念与誓言。

刘泰希望，医者能以开放包容的心态促进传统医学和现代医学更好地结合，坚持中西医并重，坚持完善中医服务体系，让百姓享受到价格合理、效果良好的中医药服务，推广中医传统健身功法，提升中医诊疗水平；推广普及中医药适宜技术，带动中医药产业高质量发展，更好地护佑人民生命健康。

## "大"情怀诠释"小"儿科
## 守正创新护佑儿童健康成长

李伟伟（1965—　），男，汉族，广西玉林人。主任医师，教授，硕士研究生、博士研究生导师，全国优秀中医临床人才，广西名中医。国家区域中医儿科诊疗中心主任，国家卫生健康委员会和国家中医药管理局临床重点中医专科儿科负责人。从事儿科临床、教学、科研工作 30 多年，擅长肺、肾系病与免疫相关性疾病的诊治及儿童体质的调理。主持国家自然科学基金研究项目 1 项、省级和厅级科研课题 10 项，参加承担国家级科研课题 5 项，发表论文 30 多篇。担任主编、副主编的专著 4 部，参编《中医儿科学》《中西医结合儿科学》等教材 4 部。

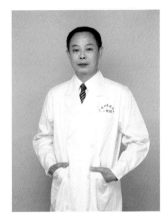

领衔专家：李伟伟

儿科常被医学界称为"哑科"，只因儿童难以表达自己的症状，一旦家长描述差之毫厘，医生的治疗判断就谬之千里。

然而，却有这么一位广西名中医，凭借衷中参西、融会贯通、转益多师、博采众长、学贵沉潜、教学相长等特点誉满杏林，他就是广西中医药大学第一附属医院儿科专家李伟伟。

1982 年，怀揣"治病救人"理想的李伟伟考上广西中医学院医疗系中医学专业，从此走上了中医研习之路。他专注学习中医，热爱它、读懂它、继承并发扬它，让中医成为他终身为之努力的事业。

行医讲究经验积累。1986年，还是一名实习生的李伟伟在一次危重患儿的抢救过程中，及时发现患儿的病情变化并立即予以心肺复苏术。通过积极抢救，患儿转危为安。当李伟伟看到原本濒临死亡的孩子生命得以延续时，他打心底里感到快乐。后来，患儿家属的感谢、科主任的表扬及关爱，也让李伟伟更加体会到当一名儿科医生的价值。这不仅增强了他的职业自豪感和神圣感，还在他心里种下了成为一名儿科医生的种子。

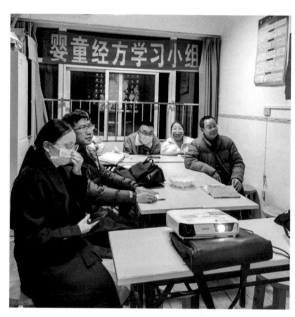

李伟伟与研究生研习中医经典

李伟伟认为，不管学习任何学科，最重要的是要找到正确的门路，"设法找到学科门径，穿墙而入，才有可能看见科学内容的富和美"。学中医、做学问、勤临床，必须要在熟读经典上下苦功夫。

李伟伟的中医经典学习之路启蒙于曹颖甫的《经方实验录》，这是他经方入门的第一书，此后还精读了《黄帝内经》《伤寒论》《金匮要略》《温病条辨》《外感温热病》等中医经典著作及《小儿药证直诀》《幼幼新书》等中医儿科专著，通读了《脾胃论》《景岳全书》《伤寒恒论》等古典医籍的精华。

遨游经典之途，李伟伟总结出自己的一套经验：学经典要避免"盲目的热情"和"无知的怀疑"，辨证看待经典，启发临床思路；学习态度需先"我注六经"，再"六经注我"；在学习中医传统理论之时做到与时俱进，达到"一眼望去，知所大概"的境界。

学海无涯，现代中医师还需不断深入学习西医儿科知识。李伟伟积极参加各种儿科学术活动及儿科提高班，全面掌握了儿科临床知识，与时俱进了解国内外儿科研究新进展，把握现代儿科前沿知识，并重点掌握了小儿泌尿系统疾病，尤其是肾脏病的西医知识和诊疗方法及学科动态。

2017年9月，李伟伟采用中西医结合的治疗方法成功抢救一例急进性肾小球肾炎合并胰腺炎伴多器官功能衰竭的患儿。中医按六经辨证为太阳蓄水合并少阳阳明证，应用五苓散和大柴胡汤治疗获得较好效果。

## 转益多师，博采众长，凝聚特色学术思想

求师问业是中医的良好传统。李伟伟早年曾跟随民间中医学习，经老中医传道、授业、解惑，为他以后的学业奠定了基础。进入临床后，李伟伟先后师从国医大师孙光荣教授，全国名中医汪受传教授，上海名中医王霞芳、董幼祺、虞坚尔教授，经常品赏扶阳流派。

"接触不同的学术流派，不同的环境、民情风俗、用药习惯等，对我理论知识和临床实践累积与提升起到积极作用。"李伟伟说道。

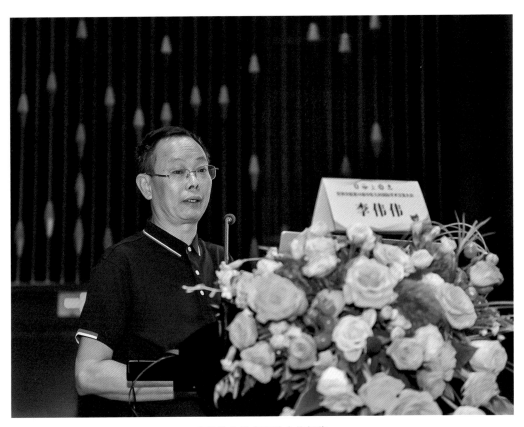

李伟伟在学术活动中作报告

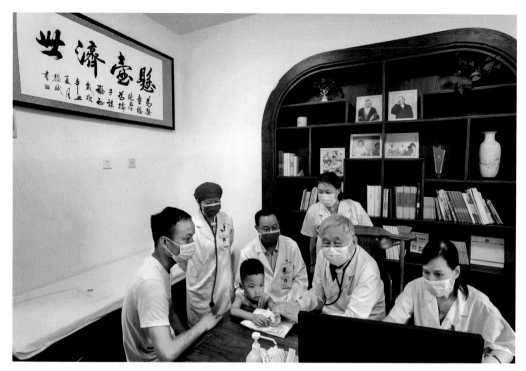

李伟伟跟随全国名中医汪受传教授学习

例如，李伟伟根据"冬病夏治""夏病冬治""天人合一""适时开穴"的传统理论，在广西儿科界率先开展"伏九贴"防治肺系疾病的工作；同时，根据"子午流注法及适时开穴""春夏养阳，秋冬养阴""内病外治，殊途同归""外治能补内治之不及者"等理论依据，结合小儿哮喘病因、病机及小儿哮喘临床不同分期，辨证论治，采取多靶点的穴位治疗方法对小儿哮喘的防治取得了较好的疗效。

在30多年不断的求医问道、临床实践中，李伟伟逐渐形成了一套自己的学术思想："婴童经方＋小儿扶阳学说""婴童经方＋气机辨证""婴童经方＋壮瑶民族医药特色技术""中立儿安""风生诸证"等思想。

★在"婴童经方＋小儿扶阳学说"中，李伟伟认为小儿"稚阳易损""纯阳易生"，应以阳为主导带动阴长，倡导"药性既温则固养元阳"；在防病用药中注意"通阳、养阳、达阳、回阳"的原则，治疗儿科肺肾系疾病，疗效显著。

★在"婴童经方＋气机辨证"上，李伟伟在多年临床实践过程中应用桂枝汤、升降散、旺芽汤、半夏泻心汤、温胆汤、左肝右肺汤、补坎益离丹等经典方剂治疗因气机升降出入异常导致的一系列疾病，常获良效。

★在"婴童经方＋壮瑶民族医药特色技术"上，李伟伟根据小儿"二有余三不足"的生理特点及壮医药"简、便、验"的特点，因地制宜善用壮医药防病治病。常选用

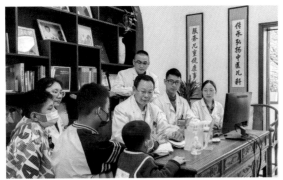

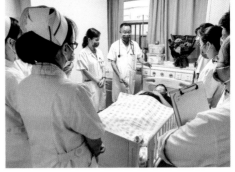

李伟伟门诊带教                      李伟伟教学查房

壮药三十六荡坎蛤散治疗小儿哮喘慢性持续期，疗效显著；壮药清解雾化液雾化吸入疗法治疗疱疹性咽峡炎，壮药咽扁汤治疗以发热、耳咽肿痛为主要临床表现的急性扁桃体炎、化脓性扁桃体炎，疗效明显。

李伟伟致力于探索经方与婴童疾病辨证论治、理法方药结合的道路，构建因地因质制宜的壮医药防治儿童疾病诊疗体系。

在打造复感儿与过敏儿阶梯治疗方案及儿童慢性病的调养方案中，他创建以"中立儿安"为中心的儿童健康调养及变应性肺系疾病的中医特色诊疗方案，创立"风生诸证""从阴火论治小儿肾病综合征""风痰论治咳喘症"等重要学术思想。

在传承中医经典理论及区内外名中医学术思想的基础上，李伟伟在理论构建、诊疗模式探索、多学科联合诊疗、亚专科建设、儿童健康调养与儿童慢性病的调养、中医壮瑶医特色疗法规范化研究等方面进一步发展，发挥中医壮瑶医特色优势，筑牢中医儿科高地。

### 教学相长，传承中医精华，为孺子谋福祉

曾有人问李伟伟，中医是"慢郎中"，儿科急症多，看中医会不会延误病情？李伟伟指出，这是对中医的误解。

中医儿科学以中医学理论体系为指导，以中药、针灸、推拿等治疗方法为手段，荟萃了中华民族数千年小儿养育和疾病防治的丰富经验。中医讲究辨证施治，急则治标，缓则治本，无论急症慢病都有办法，只要辨证精准、把握病机、用药得当，效如桴鼓，立竿见影。

"正因为中医儿科具有悠久的历史传承，是一个值得挖掘的医学宝库，吾辈当传

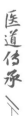

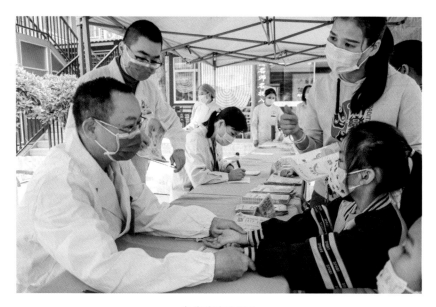

李伟伟诊治患儿

承精华，守正创新，为婴童继绝学，为孺子谋福祉，护佑儿童健康成长。"李伟伟说道。

中医讲究"传承"。目前，李伟伟担任广西中医药大学博士研究生导师、博士后合作导师、硕士研究生导师、中医优才导师、规培生师承导师、国际传统中医导师及成人教育师承导师和青苗计划导师等，先后培养研究生、规培生等各类学生100多名。他们在不同岗位上发挥光热，服务儿童，其中有多名学生现已担任"三甲医院"的儿科主任。

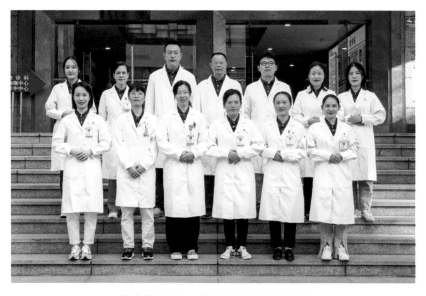

李伟伟广西名中医传承工作室团队合影

2021年，经广西壮族自治区中医药管理局批准，李伟伟广西名中医传承工作室成立。工作室由副主任医师、主治医师和住院医师、多名博士研究生等组成传承创新团队。

李伟伟广西名中医传承工作室成立以来，以"为婴童继绝学，为孺子谋福祉"为行医信念，中西医并进，治病与调养相结合，采用"师带徒"模式跟师学习，收集整理医案、教案、跟师笔记、读书临床心得等中医经验，并对李伟伟名中医的"婴童经方＋小儿扶阳学说""婴童经方＋气机辨证""婴童经方＋壮瑶民族医药特色技术"及"中立儿安""风生诸证"等学术思想进行发掘、研究与传承。

走进医院门诊大楼，李伟伟广西名中医传承工作室门外时常是慕名前来候诊的患儿和家长。如在2021年6月，一个反复发热、咳嗽2个月的2岁多患儿来诊，此前患儿曾多次在外院住院治疗，予纤维支气管镜检查后诊断为真菌性肺炎（烟曲霉素），经过一系列治疗后仍发热咳嗽。李伟伟接诊后，嘱咐停掉所有口服西药，通过半夏泻心汤加蜂房、橘络、杏仁、贝母等治疗。二诊时，患儿已无发热，咳嗽大减，再通过服用守上方20剂药后，患儿痊愈。

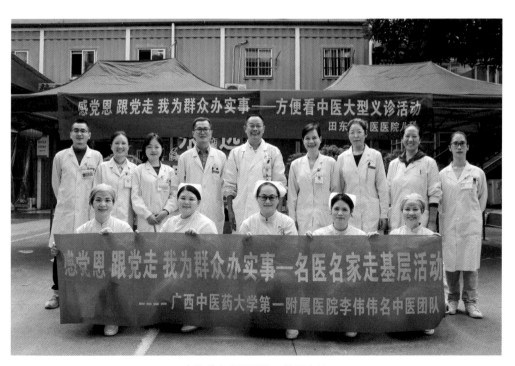

李伟伟名中医团队下基层义诊

这些年，工作室培养了大量规培生、进修生、实习生等后备中医人才，时刻为儿童健康保驾护航。李伟伟在教习之余经常告诫学生，少壮之年，精神最为充沛，所读之书不易遗忘，故为一生最宝贵之岁月，自古有为之青年，皆知于此努力勤奋，以图有所成就，如诞谩悠忽，轻易放过，至为可惜。正所谓"少壮不努力，老大徒伤悲"。

在教学过程中，每当学生提出意想不到的问题，都促使李伟伟进行深入的学习思考，在教学中碰到问题时和学生一起讨论研究。李伟伟经常组织学生在线上线下讨论病例，切磋医理，提高医术。"经师生共同探讨的问题，教起来心里踏实，学生学起来也熟悉易懂。"李伟伟说道。

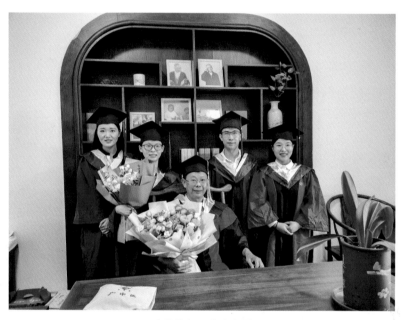

李伟伟与研究生合影

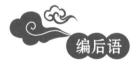

编后语

"儿童健康事关家庭幸福与民族的未来。"虽最初成为儿科医生是偶然，但是从事这一专业后，李伟伟越来越喜欢他的工作，也无比庆幸当初的选择是对的。"中医儿科医生这个职业是光荣而神圣的，因为它护佑的是祖国的花朵与民族的未来！"

在未来的行医生涯中，李伟伟广西名中医传承工作室将始终坚持"为天地立心，为生民立命；为婴童继绝学，为孺子谋福祉"的信念，团队成员将通过传承精华，守正创新，护佑儿童健康成长。

## 林寒梅广西名中医传承工作室

### 锐意进取谱写妇科新篇
### 中西医结合守护女性健康

林寒梅（1963—　　），女，汉族，广西合浦人。主任医师，教授，博士研究生导师，广西名中医。广西中医药大学第一附属医院妇科主任、学科带头人。任广西医师协会中西医妇产科医师分会主任委员、中华中医药学会妇科分会常务委员等职。擅长运用中西医结合治疗不孕症、多囊卵巢综合征、各类内分泌失调性月经病、更年期综合征、盆腔炎及妇科肿瘤。手术擅长采取腹式、阴式及宫、腹腔镜治疗妇科肿瘤、子宫及阴道脱垂等。主持国家自然科学基金课题 3 项、广

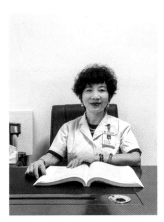

领衔专家：林寒梅

西自然科学基金课题 1 项，主持并参与广西壮族自治区中医药管理局、广西壮族自治区卫生健康委员会课题等 10 多项。主编全国中医药行业高等教育"十三五"规划教材《壮医妇科学》，参加全国中医药行业高等教育"十一五"至"十四五"规划教材《中医妇科学》、研究生教材《中医妇科学》的编写；公开发表论文 50 多篇，其中 SCI 论文 2 篇。

从医学院校毕业后，林寒梅将一腔热血无私奉献给妇产专业，她在实践中清楚地认识到自己的不足，渴望迅速提高自己的医术，更好地为患者服务。磨炼医术，精进"武艺"，始终是她的目标。

多年来，林寒梅坚持研读经典，兼修诸家，在传承经典的基础上融会新知，中西医并重，主攻妇科内分泌、月经失调等疾病的中西医治疗。在林寒梅的带领下，林寒梅广西名中医传承工作室对不孕症、流产、盆腔炎、异位妊娠等妇科常见病、疑难病进行中西医结合治疗，积累了丰富的临床经验。

## 锐意进取开拓妇科，汲取精华探求新径

1997年，林寒梅调入广西中医学院第一附属医院工作。当时，医院妇科与产科尚未分科，共有床位30多张，妇科三、四级手术极少，尚未能开展妇科恶性肿瘤手术。

2007年11月，医院经过多年的建设，新住院大楼落成使用，妇科成为独立科室，林寒梅开始担任妇科主任，在着力抓好医疗技术及人才的培养和造就的同时，在科研、教学方面也是锐意进取。此后，妇科不断从多渠道引进高层次人才，并根据各专业需要送到国内外知名医院进修学习，还引进了一大批先进设备，如宫腔镜系统、阴道镜、盆底治疗仪等。

经过多年积淀，妇科培养了一批强劲的后继中医药人才，目前有主任医师、教授5人，副主任医师、副教授5人，主治医师5人，其中硕士研究生10人、在读博士研究生1人；开放床位55张，年住院患者3000多人次，门诊患者达80000人次；三、四级手术达到60～70台/月，手术方式包括腹式、阴式及宫、腹腔镜等，并能熟练地完成开腹或腹腔镜下的妇科恶性肿瘤手术。

2018年，林寒梅被广西壮族自治区中医药管理局授予"广西名中医"称号。2021年，林寒梅广西名中医传承工作室由广西壮族自治区中医药管理局批准成立，并获得专项资金资助。工作室现有成员12人，由主任医师、副主任医师、博士研究生、多名青年学术骨干组成，负责人为逯克娜博士。

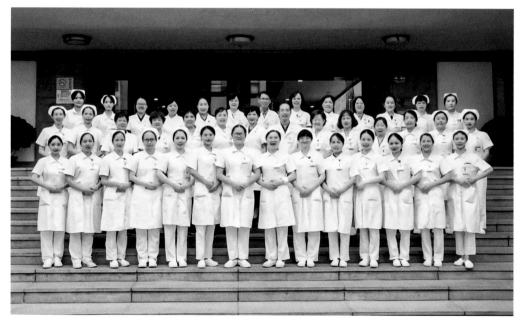

广西中医药大学第一附属医院妇科团队合影

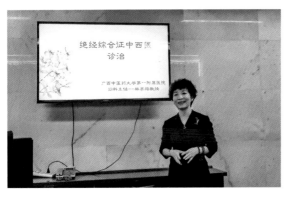

林寒梅进行经验分享

工作室擅长采用中西医结合的方法治疗不孕不育、多囊卵巢综合征、围绝经期综合征、早发性卵巢功能不全、卵巢早衰、复发性流产、异常子宫出血、闭经、痛经、盆腔炎、生殖器官良恶性肿瘤等妇科疾病。尤其是多囊卵巢综合征，该病好发于育龄期妇女，会引起闭经或月经稀少、不孕、多毛、肥胖，是妇科常见的内分泌疾病，也是妇科难治病。因此，林寒梅对本病进行了深入的研究。

林寒梅充分发挥中医药特色和优势，汲取传统中医治疗女子不孕、闭经、月经后期等精华，倡导以《内经》"二阳之病发心脾"为理论基石，结合国医大师班秀文的临床经验，提出"痰瘀互结"为多囊卵巢综合征的核心病机，构建以化痰通脉为核心治法的中西医治疗方案，并以此为基础，申报科研课题，共获得国家自然科学基金课题 3 项，广西自然科学基金课题 1 项，获得广西医药卫生适宜技术推广奖三等奖，并公开发表 SCI 论文 2 篇，在专业期刊上发表论文 50 多篇。

## 传承精髓创新优化，圆妇科患者"母亲梦"

不易怀孕，孕后容易滑胎流产，保胎困难，因妇科疾病影响受孕……在妇科，临床上这样的患者很多。众多渴望当妈妈的育龄女性，有时好不容易怀上宝宝，也有可能会因遭遇各种"拦路虎"导致母亲梦破碎。

近年来，工作室传承名中医医术精髓，紧跟现代医学步伐，融入新一代名医的理念和临床经验，把传承和创新有机结合，积累了丰富的临床经验，同时不断优化现有的治疗项目，剔除了一些在妇科临床上效果不是很理想的中医中药，充分发挥中西医结合特色优势，帮助众多来广西中医药大学第一附属医院妇科看诊的女性患者走出不孕不育阴影。

卢女士婚后 8 年积极备孕，一直未能成功妊娠，又出现月经失调等症状，曾在广西各级医院诊治，疗效均不佳。在朋友介绍下，卢女士来到广西中医药大学第一附属医院妇科就诊。在林寒梅的建议下，患者入院行"宫腔镜检查术＋内膜活检术"，术后病理提示子宫内膜不典型增生，属于癌前病变。患者生育意愿较为强烈，要求保留子宫，在充分告知患者及家属治疗风险后，林寒梅根据中医辨证论治原则，予中药联合高效孕激素口服，促使内膜病变及时纠正并积极调经助孕。经过中医益气、健脾、补肾、化痰等辨证施治后，卢女士最终如愿以偿圆了妈妈梦，于2022年5月28日剖宫产一足月女婴。该医案已被中国中医药临床案例成果库收录。

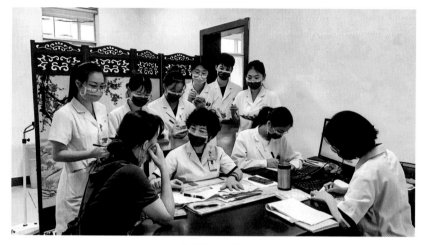

林寒梅在看诊

28岁的丽丽则是因下腹流血、下腹疼痛、肛门坠胀等症到妇科就诊，检查后确诊异位妊娠（宫外孕）。行腹腔镜手术治疗，术中检查发现为右侧输卵管壶腹部妊娠，双侧输卵管均与同侧卵巢粘连，左侧输卵管还有扭曲，伞部部分闭锁，病情严重复杂。做了右侧输卵管切开取胚术、左侧输卵管修复整形术和盆腔粘连松解术后，林寒梅结合病情，给丽丽予益气活血化瘀中药口服促进术后恢复，联合中药烫疗、穴位注射、中药保留灌肠等中医中药治疗。术后丽丽恢复良好，4天后出院。和卢女士

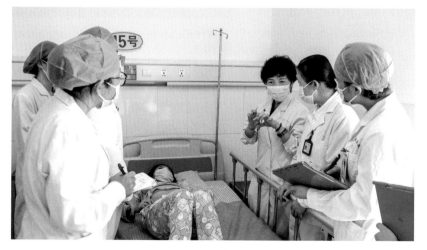

林寒梅为患者查房

一样，出院后丽丽在妇科门诊继续口服中药及中药保留灌肠治疗。经过6个月的精心调理，丽丽终于再次怀孕，足月生下一对可爱的双胞胎。

许多女性患者在妇科经中西医结合治疗后成功受孕，时不时会有人抱着宝宝过来报喜、致谢。随着患者的口碑相传，除了区内，广州、深圳及贵州等区外很多不孕患者也都慕名而来。"我们的原则是在确保疗效的基础上，不让患者多浪费一分钱，把病治好，家庭生活幸福和谐。"林寒梅表示。

## 促进学科经验交流，贡献可持续发展力量

一直以来，工作室持续开展林寒梅名中医学术经验传承与创新工作，经过1年多的建设，工作室已建成诊疗室、示教观摩室、资料室、中医外治室，能进行实时观摩、病历讨论及学术交流。工作室对林寒梅出诊时的临床研究原始资料、档案进行保存和分类管理，并能通过计算机进行检索。通过挖掘并研究林寒梅学术思想及临床技长，工作室逐渐形成了系统的诊疗体系，并推广应用于临床。

工作室始终响应国家"坚持中西医并重，传承发展中医药事业，实施健康中国"的战略部署，不断加强广西妇产科学界中西医的交流与合作，使林寒梅教授的思想及临床经验得以相传，以促进学科的发展，培养高层次中医人才。

林寒梅作为广西医师协会中西医妇产科医师分会主任委员，多次举办学术会议。2021—2022年，连续两年成功举办了广西名中医林寒梅经验传承学习班，来自区内外共200多名中西医妇产科专家、同仁参加本次大会。学习班内容涵盖了中西医妇产科常见疾病的诊治经验及进展，内容丰富，全面实用，授课生动有趣，会议组织和大会报告得到与会专家及学员的高度评价。

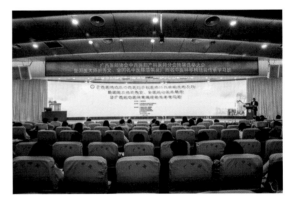

举办广西名中医林寒梅经验传承学习班

工作室还践行"全心全意为人民服务"的根本宗旨。2021年，工作室团队成员在林寒梅教授的带领下，同时邀请多名内外科名医名家一行11人到北流市中医医院开展"感党恩　跟党走　我为群众办实事"广西"名中医八桂行"义诊、巡诊带教、学术讲座活动。

活动期间，林寒梅名中医团队在北流市中医医院妇科进行了教学查房、专题讲座及操作培训，为推动基层中医药事业的进一步发展奠定了良好的基础。工作室成员还多次到医联体单位，如横州市中医医院、百色市中医医院、桂平市中医医院、西林县中医医院等多家基层单位进行义诊、教学、帮扶活动。

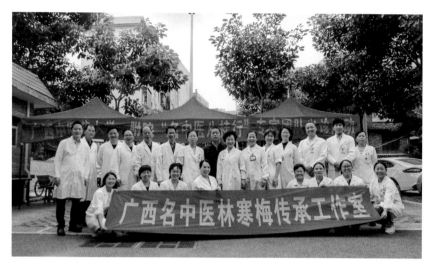

工作室到北流市中医医院开展广西"名中医八桂行"活动

在今后的建设中，工作室将继续深入挖掘并研究林寒梅学术思想，出版林寒梅学术思想及经验总结的学术专著；继续举办高质量的学术会议，加强学术交流，扩大学术影响，传播名中医专家的学术思想与技术专长；培养出更多高层次的中医人才逐渐独挑大梁，为中医药事业的可持续发展贡献力量。

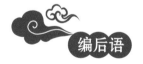

编后语

在林寒梅工作室，有一支医术精湛、临床经验丰富的专家团队，在不孕症、流产、盆腔炎、异位妊娠等妇科常见病、疑难病中西医结合治疗方面特色优势鲜明。丰富的妇科学术思想和临证经验，以及经典的临床用药经验特点和代表方剂，在这里得到极好的传承和创新发展。

时光如流，岁月不居。2022 年，广西中医药大学第一附属医院已在杏林流芳 80 年。"希望在新的征程里工作室依托医院这一平台能继续砥砺前行，勇攀医学高峰，精医卓越再绘新鸿篇。"林寒梅说道。

## 钟江广西名中医传承工作室

# 做皮肤的健康"卫士"
# 中西医结合诊疗呵护美丽

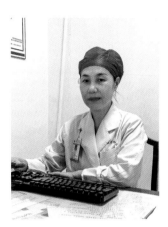

钟江（1964—　），女，汉族，广西防城人。主任医师，教授，硕士研究生导师，广西名中医。广西中医药大学第一附属医院皮肤科荣誉主任。任广西中西结合学会皮肤性病专业委员会副主任委员等职。擅用中医、中西医结合诊治皮肤病、性病，如荨麻疹、湿疹、皮炎、脱发、痤疮、银屑病、尖锐湿疣等。先后主持和参加国家及省部级课题 10 多项，发表专业学术论文 60 多篇，主编、参编出版著作、教材共 5 部，获奖 2 项。

领衔专家：钟江

1989 年，钟江毕业于广西中医学院，被分配到广西中医学院第一附属医院从事中医皮肤科工作，从此开启了她成为一名优秀的"广中医人"的历程。

诊疗时，钟江常常仔细询问患者病情，细细嘱托注意事项，安抚其焦躁的情绪，根据患者病情制定中西医治疗方案，获得了众多患者的赞扬。

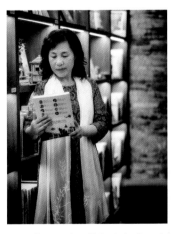

学习不止，钟江多年来一直坚持研读中医经典

医道传承

## 立信念学不止步，钻研探索皮肤病诊疗新路

钟江初到皮肤科时，皮肤科刚从外科独立出来 2 年，医生只有 4 人，但钟江并不因为皮肤科是小科室而轻视它，相反，她觉得自己和皮肤科有一种"特别的缘分"。

那是在钟江读初中三年级的时候，因父母工作调动钟江转学到一所新的中学。当时同班有一位女同学，无论春夏秋冬，每天总是戴着帽子上课。这位同学性格孤僻，从不主动和其他人说话，常常自己默默地待在座位上。当时的钟江还很纳闷，"她是在扮酷吗？"

直到有一天，钟江无意中看到那位女同学运动后摘下帽子露出那光秃秃的脑袋。虽然只是匆匆的一瞥，但是令她印象深刻。后来有同学偷偷告诉钟江，女同学得了"鬼剃头"（斑秃），头发全掉光了，去医院治疗也没有治好，经常被人嘲讽，她因此情绪低落，不愿与人交往，学习成绩也越来越差。钟江当时深深地陷入感慨与思索，这个"鬼剃头"难道就没有方法治好了吗？

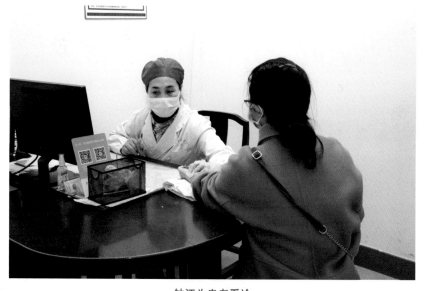

钟江为患者看诊

机缘巧合下，钟江幸运地成为一名中医医生，有了运用中医药治疗皮肤病的平台，她始终希望，能为和当年那位女同学一样遭受皮肤病折磨的患者解除痛苦。

钟江工作至今已有 30 多年，一直从事中医皮肤科临床医疗、教学及科研工作。繁忙的工作之余，钟江始终坚持学习皮肤科专业知识，研读中医经典。在了解广西传统的壮医药疗法治疗皮肤病有其独到的疗效后，钟江开始深入研究学习壮医药，经常逛壮药材药市，完成了"壮医外治法治疗皮肤病的挖掘整理研究"课题，并将

其运用于临床医疗实践。

钟江注重审因论治，她认为临证时不能局限于皮损，还应重视脏腑、阴阳、气血的调整，尤其注重整体辨证与局部皮损辨证相结合；同时重视从肝、从肺论治而常固护脾胃；提出中医外科学的"护场理论"是中医皮肤科当中相当重要的一个理论基础：在皮肤病的正邪交争中，正气能够约束邪气，使之不至于深陷或扩散而形成的局部炎症反应范围；在诊疗策略上，善用内治巧用外治，中西医结合壮医，相得益彰。

秉持从医初心，钟江不断学习研究、实践探索，逐渐走出了自己独特的中西医、中壮医结合治疗皮肤病之路。

## 当好专科"领头雁"，薪火相传推进工作室建设

这些年，钟江在精进业务的同时也在开拓创新，全力推进皮肤科各方面技术进步，逐步成为广西中医药大学第一附属医院皮肤科领头人。

早在 1999 年，钟江就开始担任皮肤科主任。她热爱科室，全身心地投入皮肤病诊疗和科室建设工作中。从成都中医药大学第一附属医院进修归来后，钟江积极推行中医特色治疗，重视专科专病建设，科室逐步开展了穴位注射、中药面膜、面部针刺、梅花针等中医外治项目，科室的门诊量、临床疗效及影响力都上了一个台阶。

在医院"大力发展中医外治法、壮医药特色疗法""加强临床科室内涵建设，发挥中医药作用"等发展理念的支持下，钟江带领团队结合壮医思路及药物研制了"康肤洗剂""净癣洗剂""生发止痒酊""消痤散"等院内制剂，疗效显著，深受患者好评。

2009 年，广西中医学院第一附属医院新门诊楼（现门诊 1 号楼，原内科楼）完成升级改造，在医院领导的支持下，皮肤科诊疗环境有了巨大的提升。钟江提出治疗皮肤病需"善用内治又巧用外治"，结合皮肤科优势病种的诊疗需要，先后设置了皮肤科治疗室、处置室、光疗室、手术室、美容室等，开展中药面膜外敷、壮医药线点灸、火针、针刺、梅花针叩刺、穴位贴敷、拔火罐、

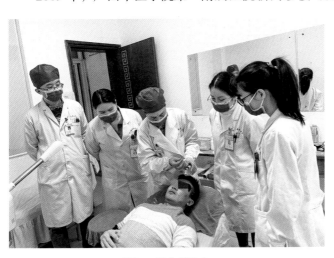
钟江开展火针治疗

走罐治疗等传统中医、壮医疗法。

在大力发展中医外治的同时，钟江还重视皮肤科领域的新进展，支持引进了二氧化碳点阵激光、M22强脉冲光治疗系统、ResurFX1565nm点阵激光、红蓝光、氦氖激光、威伐光、窄谱UVB光疗，实现了中西医协同治疗皮肤科慢性顽固性及损容性皮肤病。

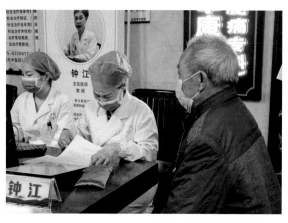

钟江为群众义诊

2018年，钟江荣获"广西名中医"称号，为传承弘扬她的学术思想、诊疗经验及专业技术特长，2021年获批"钟江广西名中医传承工作室建设项目"。经过2年的建设，工作室各项建设工作稳步开展，团队成员以工作室为平台，传承、推广钟江的学术思想和临床经验，培养了一批中青年骨干中医专家，不断推动广西中医、壮医药事业的传承和发展，让中医药更好地惠及皮肤病患者，服务群众。

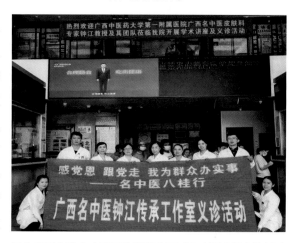

工作室到北流市中医医院开展广西"名中医八桂行"活动

钟江工作室团队到北流市中医医院开展广西"名中医八桂行"活动，通过义诊、学术讲座及教学查房等方式，为100多名群众提供了专业的皮肤科诊疗服务，提高了当地中医院及乡镇医生中西医结合及利用现代化新技术诊疗皮肤病的水平，推进了当地皮肤病治疗的进展。

## 弘扬中医药特色，疗效显著造福皮肤病患者

钟江对皮肤疾病最早的深刻认识源于她那位患"鬼剃头"的同学。在从事皮肤科专科工作以后，她对斑秃的认识更加深入。

对于病情严重的"全秃""普秃"患者，目前西医治疗方法仍然有限。服皮质类固醇激素虽然暂时有效，但是停药后症状很容易反弹，且副作用大。这就更促使钟

江进一步对中医药治疗斑秃进行基础及临床方面的研究，获得广西科技开发项目的立项，为中医药、民族医药治疗斑秃提供了临床依据，增强了她应用中医药治疗重症斑秃的信心。

曾有一位25岁的年轻女患者小雷，正值青春年华却被突如其来的"全秃"困扰，原本美丽的秀发全部脱落，严重影响了她的工作与生活。为了治疗，小雷2年间先后多次到区内知名三甲医院及北京、上海等区外医院就诊，经过各种西医治疗均未取得明显效果。为了能够长出秀发，小雷甚至服用醋酸泼尼松等激素类药物，虽然有少许毳毛生出，但是停药后又脱落。

2020年3月，对治疗快失去信心的小雷，抱着最后一丝希望前来寻求钟江诊疗。当时，小雷的头发基本掉光，眉毛大部分也脱落了，情绪低落。同时，由于长期服用类固醇皮质激素，小雷体形偏胖，呈满月脸，面色暗黄。

综合小雷的情况，钟江结合中医的四诊遣方用药，内治以疏肝解郁、滋阴补肾为法，辅以心理疏导；外治使用梅花针局部叩刺，外涂中药制剂生发酊，通过疏通经络改善局部血液循环，使头部气血充盛，经络通畅，毛发得以濡养而生长。

短短数月，便有新生毛发长出并逐渐发展为终毛，小雷重燃治疗的希望。经过1年时间的治疗，小雷的头发逐渐长长变黑，性格也变得开朗起来，直至现在未见复发。

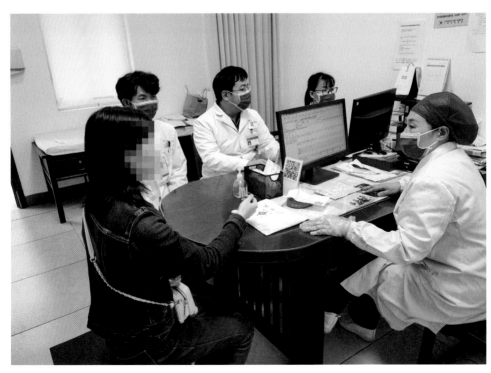

钟江在诊疗带教

医道传承

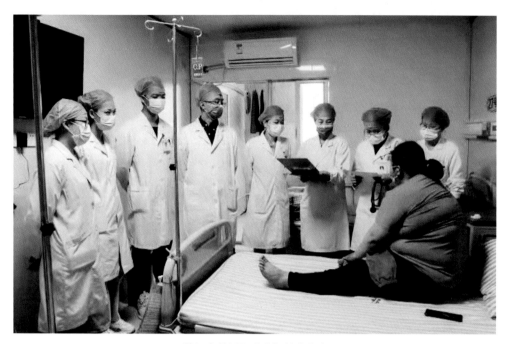

钟江在基层医院进行教学查房

像这样的例子不乏其一。在钟江工作室，中医药对重症斑秃治疗的疗效确切，中医药治疗斑秃的优势越来越受到患者的认可。近年来，因斑秃严重前来就诊的患者逐渐增多，或是慕名前来，或是在其他医院诊治疗效欠佳，前来寻求中医药治疗，逐渐彰显广西中医药大学第一附属医院的名院、名医效应。

"这让我们工作室体会到为群众服务的重大意义，也更加体会到作为广西中医药大学第一附属医院职工的骄傲和自豪。"钟江说道。

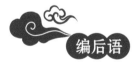

编后语

　　岁月如金，光阴荏苒。作为一名广西中医药大学第一附属医院老职工，钟江见证了医院的发展、壮大。皮肤科作为医院的一部分，钟江希望不断提高皮肤科医生的诊疗水平，弘扬中医药特色。为此，钟江从不停止细心指导团队成员根据各自专长，给患者带来专业的诊疗服务，既有传统中医特色治疗，又有皮肤镜、二氧化碳激光等现代医疗技术，解决众多困扰群众的皮肤顽疾。

## 陈国忠广西名中医传承工作室

# 历经十年啃下"硬骨头"
# 为患者带来"胰腺"生机

陈国忠（1970—　），男，汉族，江西丰城人。主任医师，教授，博士研究生、硕士研究生导师，广西名中医。广西中医药大学第一附属医院脾胃病科一区主任。任中国民族医药学会脾胃病分会常务理事、中华中医药学会脾胃病分会委员、广西中西医学会消化内镜分会主任委员等职，曾到日本学习。擅长消化系疾病急危重症中西医协同诊治和运用经方治疗脾胃病疑难病及消化内镜早癌诊治。

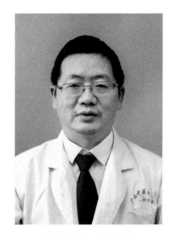

领衔专家：陈国忠

重症急性胰腺炎病情复杂多变，并发症多，死亡率高，是内科最复杂、最危重的疾病之一，需要较强的现代医学综合能力与中医药的全程参与。

2011 年，陈国忠担任广西中医学院第一附属医院脾胃病科负责人时，科室对急危重症的处理能力不强，对于急性胰腺炎的处理不够规范，中医药没有较好地参与到治疗中。每逢遇到重症患者往往需要转诊或者请外院专家会诊，这让陈国忠心里十分不是滋味，他心里暗暗下定决心："一定要把急性胰腺炎这个'硬骨头'啃下来！"

## 从零开始钻研总结，创新创立"清解化攻方"

万事开头难，中西医结合如何攻克重症急性胰腺炎是一道不容小觑的难题，为此，陈国忠查阅了大量文献，包括国内近 10 年相关急性胰腺炎的各类文献，学习国内外急性胰腺炎诊治指南，了解急性胰腺炎的病理生理机制、早期与后期的不同病理特点及特征。同时，陈国忠还向国内先进的胰腺中心——南昌大学第一附属医院消化内科、华西医院中西医结合科学习，在科室开展胰腺炎讲课和相关学习，不断提高诊治水平。

在学习与实践的过程中，"如何找准中医药介入的时机，实现中西医协同"成为陈国忠临床遇到难题时反复思考的问题。急性胰腺炎病因较多，辨证证型多，多种致病因素交织在一起，病变发展较快，临床往往难以迅速准确辨别。因此，陈国忠表示："要推动中西医协同，中医药对急性胰腺炎的认识必须进一步深入。"

陈国忠认为，广西地处西南，为亚热带季风气候，气候炎热多湿，加上人们喜食肥甘厚腻、喜饮酒、喜食鱼生，易导致急性胰腺炎的发生。

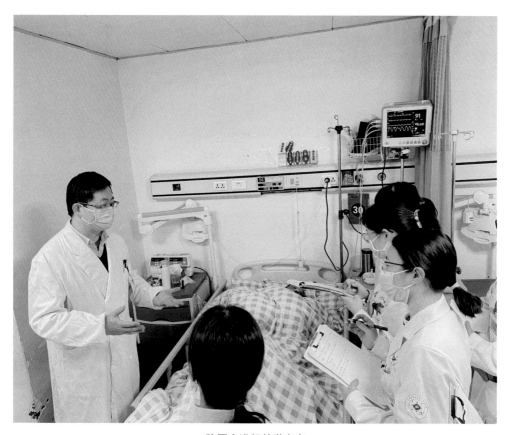

陈国忠进行教学查房

根据多年临床经验和大量文献研究，陈国忠创新性提出了"湿热毒瘀"是急性胰腺炎早期的关键病机特点，提出急性胰腺炎早期的治疗方法为"清热解毒化湿、活血化瘀攻下"（简称"清解化攻法"），创立了清解化攻方。该方已获得国家发明专利。

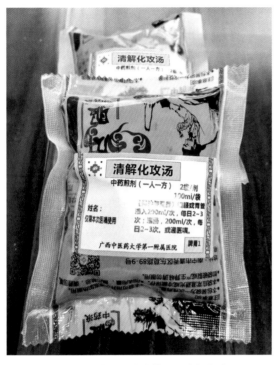

专门用于治疗胰腺炎的中药制剂清解化攻汤

清解化攻方采用胃管灌入、肛管灌肠、管状腹袋腹部外敷"三管"齐下途径，联合西医高强度治疗对急性胰腺炎早期进行干预，从而达到减轻全身性炎症反应综合征、缓解肠麻痹、恢复肠道功能的效果，防范腹腔间隔室综合征、急性呼吸窘迫综合征的发生，让患者避开胰腺炎早期和晚期的两大死亡高峰期，发挥了中医药在危重患者治疗中的重大协同作用。

为了让重症胰腺炎患者入院后尽早得到高效治疗，及时发挥中医药协同作用，陈国忠争取到医院的支持，将清解化攻方制作成中药院内制剂清解化攻汤，专门用于治疗胰腺炎。患者一经诊断明确后即可口服或经胃管或鼻空肠管灌入，肛管灌肠使用，显著提高了临床疗效，缩短了病程，降低了医疗费用。

## 组建专业诊疗团队，以精湛医术挽救危重患者

陈国忠介绍，急性胰腺炎的典型症状是突然出现持续、剧烈的上腹部疼痛，多伴有恶心呕吐、肠麻痹大便不通、发热、心率快、呼吸急迫等症状。重症急性胰腺炎病情凶险复杂，需要有经验的、专业的、多学科组成的团队处理。

针对重症急性胰腺炎患者出现感染性坏死，反复出现脓毒症脓毒性休克多脏器功能衰竭，病死率高，病程长，医疗费用高的状况。陈国忠牵头组建以脾胃病科（消化内科）、ICU、胃肠肛门外科、放射科、肾病科血透室、营养科等科室参与的医院重症急性胰腺炎多学科（MDT）团队。他们紧跟国内国际医学的前沿步伐，立足中西医

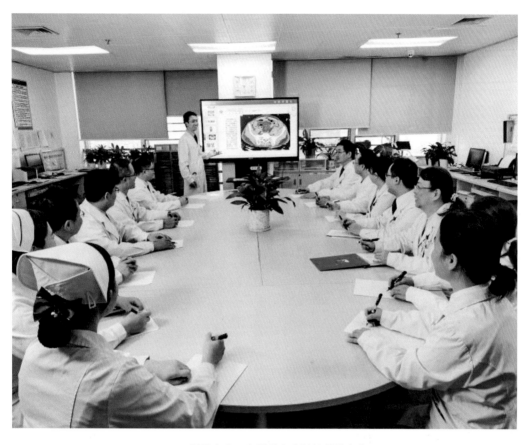

MDT 讨论会上，多学科专家讨论救治方案

协同治疗，制定最佳救治方案，积极抢救重症急性胰腺炎危重患者，把中医的优势和西医的优势完美结合并充分发挥。

有一次，一名因剧烈腹痛 2 小时诊断为"急性胰腺炎"的患者收住在其他医院治疗，但入院后病情加重转入外科 ICU 治疗，后因病情持续恶化，患者处于病危状态。

近乎绝望的患者家属联系陈国忠寻求帮助。陈国忠看了患者的相关资料，认为中西协同治疗有较大希望，便立刻派出科室住院总医师和高年资护理人员院外接诊患者入院，同时带领团队准备好各种抢救设备和物资等候患者。

患者转达科室后，陈国忠立刻查看其病情。此时患者腹痛剧烈，肠麻痹，无排气排便、无尿，高热，心率在 120 ～ 130 次 / 分钟，腹腔内压高达 25 厘米水柱，胰腺坏死范围在 70% ～ 80%，结合患者的症状、体征、辅助检查等结果，诊断为重症急性胰腺炎，且伴有严重的全身并发症。团队立刻以"清解化攻法"三管齐下，积极实施个体化的液体复苏、胃肠减压、肠内营养、抗凝改善胰腺微循环、床边血液CRRT 等中西医协同治疗，启动 MDT 讨论，在 ICU、胃肠肛门外科等科室的共同努

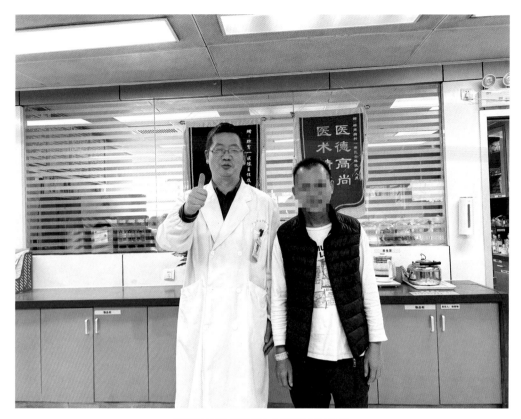

陈国忠与重症胰腺炎患者出院时合照

力下，最终患者转危为安，顺利康复出院。

类似的例子还有很多。近几年来，通过多学科协同诊疗、中西医协同治疗相结合的诊疗模式，团队以精湛的医术成功救治了较多外院转来的重症急性胰腺炎患者，从死神手里夺回一个又一个濒危的生命，重新给予他们生命的希望，获得了很多患者及家属的赞誉。

### 医者仁心关爱患者，呕心沥血培养团队人才

除了在手术室里争分夺秒地从死神手中抢回患者的生命，在平时门诊中陈国忠也因体恤关爱患者尽显医者仁心。

陈国忠出门诊时，来看病的患者络绎不绝，陈国忠经常需加班才能看诊完所有患者。对此，陈国忠并无怨言，常常说道："不管加班多久多累，也要让所有患者得到及时的就诊与治疗，特别是外地的患者非常不容易，凌晨四五点钟就出门来就诊，我们要尽量让他们能及时就诊拿到药能够当天赶回家，减轻患者的经济负担和

痛苦。"言语间无不透露着陈国忠作为一名医者的大爱和仁心。

2021年6月，陈国忠广西名中医传承工作室成立。工作室系统整理、总结、继承、创新陈国忠在中医脾胃病诊治方面的临床经验与学术思想，为临床、教学、科研培养了一批高层次中医药专业人才，打造了一支传承型人才队伍。

这些年，陈国忠狠抓工作室的培训学习，通过临床跟师带教、典籍研读、临证思辨探讨、文化学习等方式培养进修人才20余人，培养博士研究生3名、硕士研究生18名，出版著作2部，学术经验传承及人才队伍培养成效显著。派送骨干人才到国内先进的胰腺炎中心进修学习，培养他们成为急性胰腺炎中西医协同治疗的骨干人才。重症急性胰腺炎的护理非常重要，陈国忠从科室派出护理人员进行相应的进修学习，率先开展盲插鼻腔肠管技术和感染性坏死引流护理技术，使重症急性胰腺炎的护理工作处于广西领先水平。

一个个成绩的取得，让陈国忠广西名中医传承工作室得到了行业认可，也让团队走向了更广阔的舞台。

如今，陈国忠担任中国民族医药学会脾胃病分会胰腺炎专家委员会副主任委员、

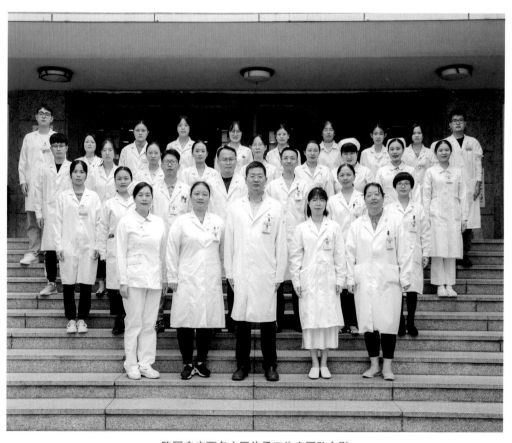

陈国忠广西名中医传承工作室团队合影

中国中西医结合学会消化分会胆胰学组常务委员、广西医学会消化病分会常委兼胰腺学组副组长等职务，多次在国内和区内学术会议上发表专题报告，多次应邀在区内会诊。工作室成功牵头组织了2次广西重症急性胰腺炎多学科、中西协同学术会议，这是广西首次召开的重症急性胰腺炎专题学术会议，推动了广西重症急性胰腺

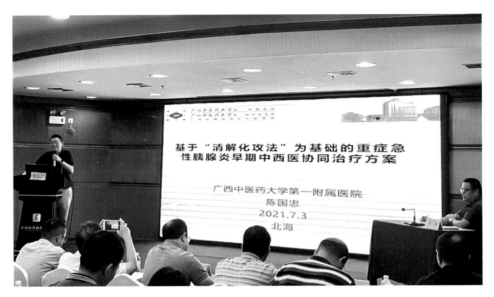

陈国忠在基层医院作"基于清解化攻法为基础的重症急性胰腺炎早期中西医协同治疗方案"讲座

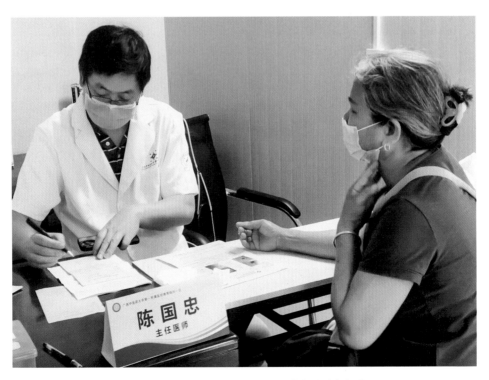

陈国忠在广西"名中医八桂行"活动中为群众义诊

医道传承

炎诊治水平的发展，让中西协同深入到综合性医院和基层，在整个广西都具有重要的影响力。此外，陈国忠还带领团队成员多次到区内各县市级医院开展广西"名中医八桂行"活动，通过查房、授课、收徒授技、消化道早癌筛查义诊等活动，造福患者。

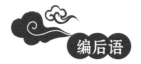

编后语

陈国忠广西名中医传承工作室的发展与治疗重症急性胰腺炎的历程，见证了中医药的优势与特色，也见证了广西中医药大学第一附属医院的不断发展与壮大。

百尺竿头更进一步。如今在工作室的学习中，陈国忠常常带领团队围绕"如何在重症急性胰腺炎诊治领域建设成为国内领先的中西协同团队"这一目标进行深入探讨，"现阶段团队重症急性胰腺炎诊治处于区内领先、国内先进的水平，在此基础上，下一步我们将从先进理念建设、中西医协同、人才培养、学科协作等方面继续开展工作，中医和西医协同发展，为患者重燃生命之光"。

## 戴铭广西名中医传承工作室

### 多方求索深潜内科杂病诊治
### 传承精髓弘扬八桂医学风采

戴铭（1962—  ），男，汉族，广西北流人。医学博士，二级教授，博士研究生导师，广西名中医。曾任广西中医药大学副校长，现任国家中医药管理局重点学科（中医各家学说）、广西高校重点学科（中医医史文献）学科带头人等。从事中医教学和临床30多年，擅长古今名医大家学术经验的研究与运用。主要诊治胃痛、胃痞满、腹泻、郁病、风湿热痹痛、水肿、头痛、月经不调、绝经前后诸症、小儿厌食等病证，以及难治性咳嗽、失眠、汗证、便秘等疑难杂症。

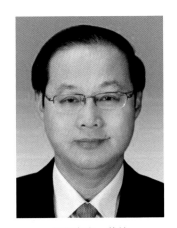

领衔专家：戴铭

回望从医的38年悠悠岁月，戴铭与广西中医药大学、广西中医药大学第一附属医院之间的缘分可谓妙不可言。他在这里学习、实践、磨砺，从一名普通医学生逐渐成为博士研究生、博士、博士研究生导师、二级教授。

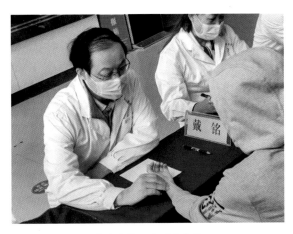

戴铭在基层为群众义诊

1980 年的夏天，怀揣着对中医学的向往，年仅 18 岁的戴铭，踏入了广西中医学院的大门，正式开始了他的杏林之路。

1985 年，戴铭从广西中医学院医疗系毕业，怀揣着救死扶伤的美好愿景，来到广西中医学院第一附属医院，从事中医内科工作，在此期间获得了住院医师和助教的职称。1985—1987 年，戴铭跟随医院李锡光等多位名老专家学习临床技能。因其扎实的中医功底和勤奋好学的学习态度，深得老师喜爱和真传。

为深入探寻祖国医学的奥秘，戴铭先后考取湖南中医药大学硕士研究生和博士研究生。1990 年，戴铭硕士毕业，响应时代大力培育中医人才的号召，他服从上级安排，到广西中医学院任教师。因业务能力突出，2005 年他被任命为广西中医学院基础医学院院长，2012 年被任命为广西中医学院副院长。

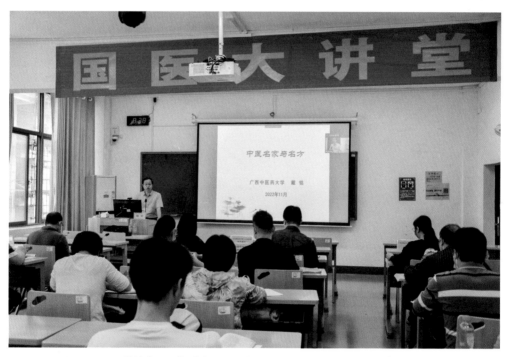

戴铭在国医大讲堂、"西学中"骨干人才培训班上授课

多年来，戴铭不忘初心，传承创新，先后获得广西名中医、广西优秀教师等荣誉称号和系列教学科研成果。先后主持国家级、省部级科研项目 10 余项，主编或第一作者学术著作 10 余部，主编或副主编教材 6 部，发表学术论文 100 余篇。

其中，"教学成果文化引领，突出特色，创新民族地区中医药人才体系的探索与实践"荣获国家级教学成果奖二等奖；《壮族医学史》、"'一带一路'建设背景下的桂港澳与东盟中医药国际创新合作圈建设研究"等成果荣获广西社会科学优秀成果奖二等奖；"广西壮瑶医药资源开发对策研究"荣获广西社会科学优秀成果奖三等奖；另外还荣获省级教学成果奖一等奖、二等奖各3项。

## 传承守正，倾囊相授培育杏坛新人

戴铭注重中医经典书籍的研读。他认为，中医思维的形成是一个复杂的过程，需要医生具有丰富的临床经验和学习能力。中医的学习应该从经典开始，然后进行大量的临床实践，最后通过总结个人临床经验，形成诊疗经验和思想。

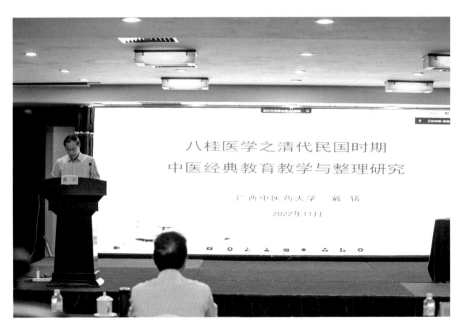

戴铭广西名中医学术思想研讨班

同时，戴铭也重视学术传承。这些年，戴铭先后培养博士研究生10多人、硕士研究生70多人。他毫无保留地将自己对中医经典与经方应用的认识传授给学生们——"学习中医一定要善于思考，中医理论的形成是一个长期积累和思考的过程，只有通过不断思考才能获得更多知识"，"经方是前人根据疾病特点总结出来的，是中医理论的高度概括，具有很强的临床指导意义。在治疗疾病时，辨证准确，经典方能迅速缓解患者的痛苦，起到事半功倍的效果"。

2021年，戴铭广西名中医传承工作室成立，戴铭教授为领衔专家、张文富副主

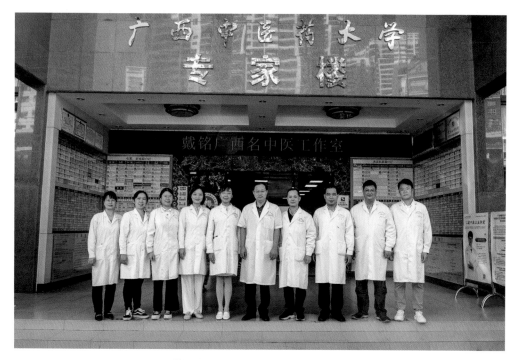

戴铭广西名中医传承工作室团队合影

任医师为主要负责人。工作室现有成员 11 人，其中高级技术职称 6 人，中级技术职称 4 人，初级技术职称 1 人。

工作室重视经典，深究经方，在脾胃肝胆疾病、汗证、水肿、头晕、头痛、失眠、郁病、痹症等内科杂病诊治方面取得良好效果。工作室重视中医各家学说、八桂医学与临床应用研究，首次对八桂医学的内涵进行了定义并开展了系列研究，打造广西传统医学品牌——八桂医学。工作室深挖中医医史文献内涵，在名医学术思想、中医学派、古籍整理、中医文化、东盟传统医药等方面成果丰富，开拓了中国—东盟传统医药交流合作历史研究新领域。工作室重视教书育人，着力培养学生思辨与创新能力，教育教学和人才培养成效显著，先后有 4 名骨干成员在国内外攻读博士学位。

## 德艺并重，博采众方解除民众疾苦

"作为一名医生，最重要的品质就是医德高尚、医术精湛、体恤患者。"行医 30余载，戴铭始终坚持以患者为中心，以科学、严谨、规范、耐心为准则，以精湛的医术和高尚的医德回馈患者的信任和尊重。

医疗工作中存在种种困难和挑战，但戴铭始终坚信只要有信念、有决心、有勇气，就能够克服一切困难。作为一名医生，戴铭深知医疗事业是一个高度专业化和严谨的工作，需要极高的专业素养和医德操守，并且每一位患者都是一个独立的个体，他们需要得到专业化和人性化的治疗方案。

因此，戴铭在医疗工作中始终坚持严谨务实、实事求是、以患者为中心的原则，对每一位患者都给予最大的耐心和关心，时刻关注患者的健康状况和心理需求，根据患者的具体情况和病情，量身定制最合适、最有效的治疗方案。

戴铭不仅重视医疗工作，也重视教育事业。戴铭经常参加国内外学术交流活动，分享自己在医疗领域中的经验和知识，为更多医学工作者提供有益的学术思想和诊疗经验。戴铭还致力于推广医学健康知识和健康理念，积极参与各种义诊等公益活动，为更多人提供帮助。

近2年，在广西"名中医八桂行"活动中，戴铭带领工作室团队走进防城港市中医医院，开展义诊、教学查房、座谈等，为患者解决疾病疑惑，提供就诊意见及诊疗方案。同时，戴铭还不断传承名家学术思想，提供名中医的临床诊疗思路，培养基层中医师，以满足基层人民群众对中医药服务的需求，让人民群众享受到实实在在的健康服务。

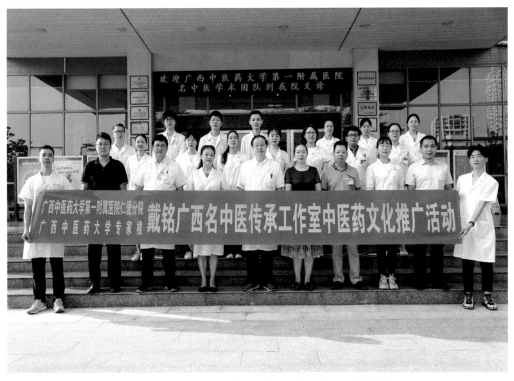

戴铭的工作室到贵港市中医医院开展中医药文化推广活动

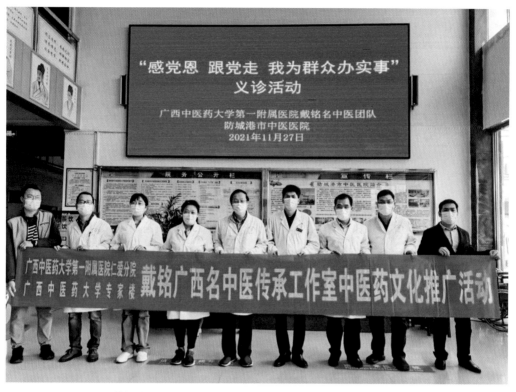

戴铭的工作室到防城港市中医医院开展中医药文化推广活动

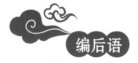

编后语

　　多年来，戴铭一路披荆斩棘，获得众多成绩与荣誉，但是他并没有满足与驻足，仍然活跃在医学、教育、科研这三个领域中，踔厉奋发，他用自己的光和热，坚持为医院、大学乃至广西医疗事业奉献着自己的一切。

## 范郁山广西名中医传承工作室

### 崇尚经典汲精髓
### 针药并用克顽疾

范郁山（1967— ），男，汉族，广西合浦人。医学博士，二级教授，博士研究生导师，广西名中医。2006年至2021年担任广西针灸学会会长，现任广西中医药大学针灸推拿学院院长、针灸经络研究所所长、广西中医药大学科学实验中心针灸推拿实验研究平台主任。兼任中国针灸学会常务理事、世界针灸学会联合会教育专家委员会委员等。主持国家级、省级、厅级科研项目共10项。获广西壮族自治区科学技术进步奖三等奖1项，广西医药卫生适宜技术推广奖二等奖1项。公开发表论文200多篇，主编或参编多部专著或教材，培养博士研究生和硕士研究生100多名。

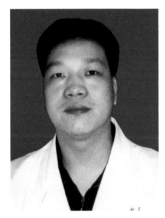

领衔专家：范郁山

在广西中医药大学第一附属医院仁爱分院针灸科诊室里，有这么一位中医针灸大师，他用灵巧的双手为众多患者解除病痛，治愈了一个又一个顽疾，许多患者都目睹过这位名中医的绝活儿，他就是广西名中医范郁山教授。

范郁山教授在医学领域里追求了30年，探索了30年，在研究的道路上创新了30年，始终如一以患者为中心服务了30年，奉献了30年，换来了无数患者的感激和祝福。

## 博采众长，三十年精研岐黄

药王孙思邈在《大医精诚》中说："凡大医治病，必当安神定志，无欲无求，先发大慈恻隐之心，哲愿普救含灵之苦。"从医30年，范郁山始终以这样的标准来要求自己。

1985年，范郁山以优异的成绩考入广西中医学院。由于从小喜欢看武打小说，范郁山对经络穴位很感兴趣，入学后对针灸产生了浓厚的兴趣，耳濡目染下又继续深造。

1990年，范郁山以优异的成绩免试推荐攻读广西中医学院硕士研究生，其导师是当时的针灸名家王登旗、肖继芳教授；1993年范郁山硕士毕业后，因其科研、临床等各方面能力出众留校任教，担任广西中医学院医疗系针灸教研室助教。此后，针灸医学成为他毕生的追求；1995年任广西中医学院第一临床医学院针灸教研室秘书、讲师；2000年任副教授；2005年晋升教授，任广西中医学院针灸推拿学院院长、针灸研究所所长、针灸学学科带头人。

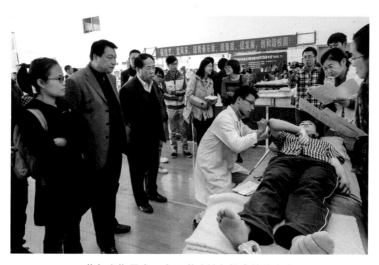

范郁山指导广西中医学院针灸推拿技能大赛

范郁山对中医针灸的挚爱与追求，让他在学习的道路上孜孜以求。他崇尚经典，重视中医经典古籍的学习与研究。"工欲善其事，必先利其器。"范郁山认为，对于《黄帝内经》《难经》《伤寒论》等古籍思想，要做到不假思索、信手拈来，只有在打好经典的基础上，才能在临床上有所建树。同时，范郁山重视前人的经验传承，但并不是一味地全盘接收，而是本着古为今用的态度认真学习，对古籍的研究有着自己独特的理解与运用。

范郁山作为朱琏第二代弟子，先后跟随肖继芳、王登旗等多位名老中医学习，潜心研究朱琏针法、缓慢捻进针法以及浅刺针法。他结合《黄帝内经》《难经》中的

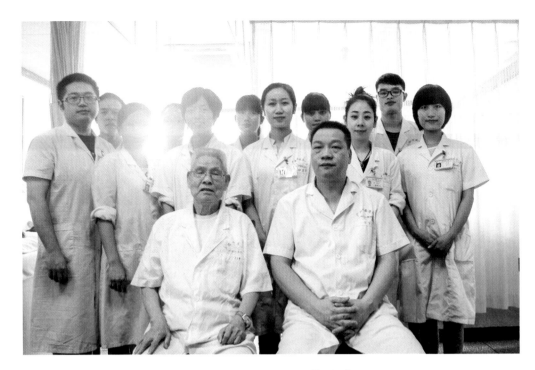

范郁山与恩师王登旗教授及学生们合影

传统针法理论及 30 年的临床实践经验，在继承上有所发展，对朱琏针法、缓慢捻进针法以及浅刺针法的灵活应用有着自己独特的认识与体会。

时至今日，范郁山已从事针灸科研、教学、临床工作 30 年，与广西中医药大学第一附属医院结缘 30 年。从 2001 年起，范郁山一直在医院仁爱分院针灸科坐诊；2006 年至 2021 年，一直担任广西针灸学会会长，为广西针灸事业的发展作出了杰出的贡献。

## 妙手回春，精湛奇术解除病痛

多年来，范郁山遵循"力求用精湛的针灸技术解决每一个患者的疾痛"的目标，始终坚持工作在临床一线，坚持继承发展和弘扬中国传统医学，坚持针药并用、形神兼备，师古而不泥古，勇于创新，敢为人先。

正是范郁山对工作的一丝不苟，对技术的精益求精，所以在临床上遇到疑难病症时，他毫不退缩，勇于直面。范郁山曾在临床上遇到颇为棘手的肺结节一病，他根据自身中医经典医学基础和临床经验，认真分析其病因和病机，审证求因，辨证论治，并结合中药及针灸的优势，最终在治疗肺结节病方面取得了较好的临床疗效。

凭借着较高的学科理论知识、现代医学知识水平和丰富的科研临床经验及较高的针灸操作技术，范郁山形成了其独特的学术思想体系与经验技术手法，在诊疗时能发挥中药及针灸医学的优势与特点，运用针灸、推拿和中药治疗各种痛症、心脑血管疾病、消化系统疾病、肩周炎、面瘫、痛经、月经不调、耳聋耳鸣、眩晕、网球肘、风湿性关节炎、小儿脑瘫等疾病。

例如，范郁山倡导的浅刺针法，与其他针刺方法相比，手法轻缓，创伤小，进针极少疼痛，皮肤感觉麻痒舒适，从而对患者起到镇定安神的作用，更容易达到"守神"的状态，从而更好地配合针刺治疗。

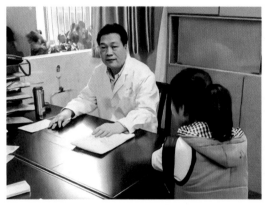
范郁山为患者看诊

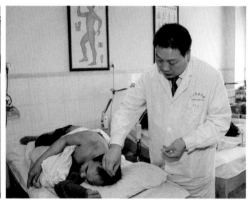
范郁山给患者做针灸治疗

范郁山曾诊治一位来自贵州的 4 岁小朋友。小朋友因患上小儿脑瘫，发育缓慢，智力迟钝，体形消瘦，说不出话，只能喊"爸爸妈妈"。小儿脑瘫若不及时治疗，将会对孩子造成终身的影响。小朋友的父母看在眼里，急在心里，慕名来医院仁爱分院针灸科找范郁山治疗。范郁山根据小儿病情的轻重选择头部穴位进行针刺治疗，加上传统医学的小儿脑瘫治疗方法，3 个月后，小朋友解除了病痛。

"床前明月光，疑是地上霜……"当看到小朋友脸上洋溢着笑容，脆生生地念着唐诗时，范郁山也笑了，那是一种满足的笑，一种为患者解除病痛后会心的笑。

薪火相传，守正创新福泽苍生

在范郁山身上有两个显著标签：一是良医，二是良师。

"我既是医生，也是老师，作为老师就应该传道授业解惑，培养一批高水平、高层次的人才，光大杏林，光大中医。"范郁山如是说道。作为广西中医药大学针灸推拿学科学术带头人，范郁山几十年如一日，诲人不倦，深受学生们的喜爱。

同时，范郁山瞄准本学科发展的前沿，在传统医学的实践和研究中，注重理论与实践相结合，正确处理继承和创新的关系，带领学科团队先后获得2010年度国家级第六批高等学校特色专业建设点、2011年广西高等学校特色专业课程一体化建设项目、2013年广西高校重点学科等。

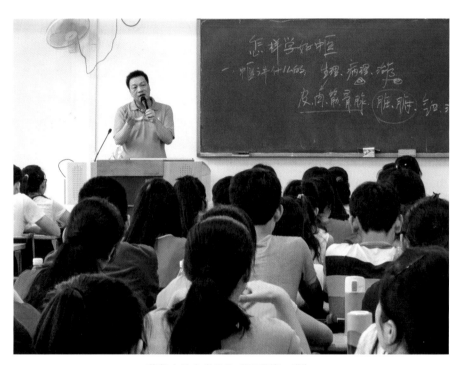

范郁山给大学生作"开学第一讲"

"十四五"期间，经广西壮族自治区中医药管理局批准成立"范郁山广西名中医传承工作室"。工作室以吴椋冰副教授为项目负责人，成员有10人，含高级技术职称3人，中级技术职称6人，初级技术职称1人；博士研究生6人，硕士研究生3人，本科1人；中医专业9人，计算机专业1人。工作室人员结构分布合理，充分发挥总项目的引领服务职能和规范各分部的各项管理行为，全面提升分部各项工作水平。

工作室系统研究和传承范郁山的学术思想和技术专长，加快推进范郁山理论体系构建和核心技术的整理、研发及临床推广应用。在范郁山的亲传指导下，工作室形成了一套完整的临床思维体系和具有针灸传承特色的临床效方及医、教、研创新模式，擅长运用针灸、中药治疗多种内科、骨科、妇科、儿科疾病。

目前，工作室已成立2年有余，基于中医理论与多年临床经验，形成如下特色：一是崇尚经典，重视气机升降理论治疗疾病；二是强调治神守气，深入研究朱琏针法；三是注重皮部络脉，倡导浅刺针法；四是善于针药并施，审证求因，治病求本；五是重视"三因制宜"，力主补脾祛湿；六是注重背俞穴与阿是穴的刺络放血以调整阴阳，活血化瘀。

　　工作室多次开展广西"名中医八桂行"义诊等活动，让名中医先进经验下沉基层，进行学术思想、技术专长与临床实践的传播。目前，工作室已出版专著《范郁山针灸学术思想及临证经验集萃》。下一步，工作室将定期开展义诊、巡诊带教、学术讲座、查房带教、病例讨论、中医药健康文化宣传等活动。

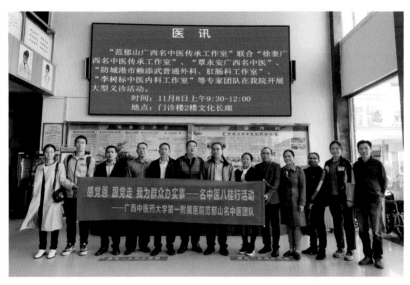

范郁山带领工作室团队赴防城港市中医医院义诊

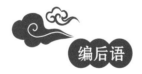

编后语

　　30年来，范郁山见证了广西中医药大学第一附属医院的发展历程。广西中医药大学第一附属医院勇于创新、敢为人先，在发展中医和壮大中医的道路上步稳蹄疾。跟随广西中医药大学第一附属医院的步伐，工作室传播学术思想、技术专长与临床经验的形式，也让范郁山亲手培养的针灸人才遍布广西，守护一方百姓。

　　范郁山常常谆谆嘱咐道："作为一名现代的医务工作者，力求以先辈为榜样，时刻铭记职业赋予的神圣使命，恪守医德，持之以恒，凭着一颗敬业之心和救死扶伤的责任感，治病救人，技术上更加严格要求自己，精益求精，为患者解除病痛。"

# 周红海广西名中医传承工作室

## 守正为本执着中医骨伤
## 创新为谋传承骨伤绝技

周红海（1967—　），男，壮族，广西宾阳人。医学博士，二级教授，博士研究生导师，广西名中医。广西中医药大学骨伤学院院长。从事临床工作30多年，师从国医大师韦贵康、施杞等专家，曾到北京、上海等地及英国、俄罗斯、美国等国研修，在脊柱病及脊柱相关疾病，肩膝踝等关节与软组织损伤疾病的中医治疗上有多年研究经验。

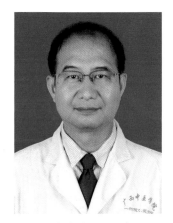

领衔专家：周红海

"整体为纲，注重局部；身心并治、疏导解郁；中西互补，民族特色疗法结合……"从事临床工作30多年，周红海立足于中医经典理论，博采众家之长，形成了独具特色的临床诊治特点。他在脊柱病、肩与膝关节疾病、骨科康复等中医治疗方面有着丰富的临床经验，为众多患者解决了骨伤难题。

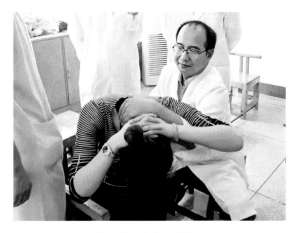

周红海在为病人做治疗

医道传承

## 立志从医，奋发提升以为民服务

在周红海的记忆中，小时候自己和身边的人经常因跌伤、扭伤和摔伤影响正常的生活和学习，便发现骨科医生很受社会和人们的需要，于是年少的周红海决定　长大后当个骨科医生，这样就能为受伤的人治疗。

怀着这样朴实的想法，周红海选择了从事中医骨伤科，在读书期间经历的一件事，更加坚定了他的想法。

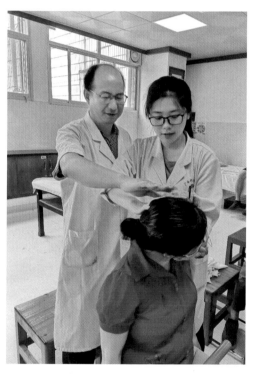

周红海指导学生颈椎旋转复位操作

读硕士期间，周红海的一位学弟在为别人建新房时不小心从高处摔下，导致四肢骨折，无法正常行走，伤情较严重。为节省医药费用，尽快康复，学校的骨伤老师采用中西结合为其进行治疗，2个月后，学弟的伤基本恢复，行走正常，且花费的治疗费用不多。亲眼见证如此实惠且能治病救人的骨伤医术，周红海更坚定了学骨伤治疗的想法，并朝着这个目标努力前行。

在本科和硕士研究生期间，周红海就在广西中医学院两个附属医院跟随韦贵康教授、黄瑾明教授进行临床学习，后在上海中医药大学跟随施杞教授完成博士研究生学习。为提升自己，周红海还曾到俄罗斯科学院伊尔库茨克骨伤矫形研究所、英

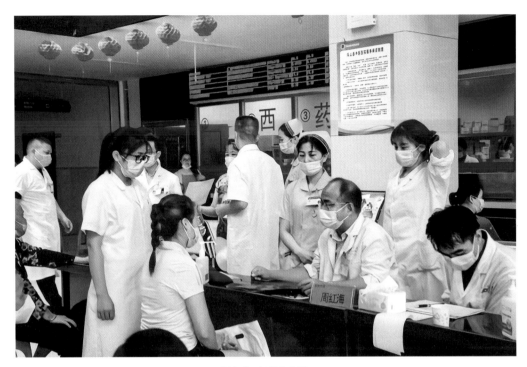

周红海为群众义诊

国牛津大学骨外科系 NUFFIELD 骨科医院和 Botnar 骨与关节肌肉风湿病研究所、美国 Dyouvell 大学整脊系研修，专攻脊椎病、软组织损伤及关节病的诊治。

博士毕业后，周红海回校工作，在广西中医学院第一附属医院仁爱分院骨伤科门诊时，周红海参与了门诊的创立并开展临床工作，多年来一直为骨伤科门诊的运行、为医院的发展出谋划策，贡献了多项举措。

多年沉淀与发展，周红海主持国家自然科学基金项目 2 项、省级课题 4 项、厅局级课题 5 项、省级教改课题 1 项、校级教改课题 2 项，均已结题；以第一作者或通讯作者发表论文 200 多篇，主持建设线下一流本科课程（自治区级）"中医筋伤学"、线上线下混合式一流本科课程（自治区级）"中医正骨学"、线下一流本科课程（校级）"中医骨伤科学基础"；主编全国中医药行业高等教育"十四五"规划教材 2 部，出版专著 5 部，参编等 8 部；获广西科学技术进步奖二等奖 2 项、广西医药卫生适宜技术推广奖一等奖 2 项，《脊柱相关疾病学》获得中华中医药学会学术著作奖三等奖；"断肢复位拉伸牵引器"获得发明专利；曾多次被评为广西中医药大学先进工作者、暑期社会实践优秀指导老师、优秀共产党员、优秀硕士研究生指导老师、教学管理先进个人、学生管理先进个人、师德标兵等荣誉称号。

从事医疗工作 30 多年来，周红海兢兢业业行医，实实在在为患者服务。

周红海尤为注重医患合作。他认为，医生用自己的医术为患者精诚服务，同时需要患者的积极配合，尤其是治疗骨科类疾病。除了采用手法、中药、针灸、艾灸等方式为患者治疗，周红海还根据患者受伤部位、受伤性质和受伤程度的不同，为患者量身定做一套指导功能锻炼方法，并嘱咐相关注意事项，要求患者在家练习，这样相互配合，对疾病的恢复更有效。

"医患合作，动静统一，使病情在最短时间内得到缓解并恢复健康，这是我行医的准则。"周红海说道。

## 师从名医，高超医术治骨伤疾病

多年来，因师从韦贵康、施杞两位国医大师，周红海传承了两位国医大师的学术思想，加之长期的实践及学习，他不断磨炼，逐渐掌握高超的医术，不仅对于中医骨伤科疑难疾病独有心悟，同时对于中医学经典理论更是领悟颇深，见解独到。中西医结合，博采众家之长而成一家之术，周红海在临床经验、学术水平上取得了突破性进展。

周红海擅治脊柱与四肢退行性疾病，力倡五脏协同辨证、气血为先、骨正筋柔的骨伤科理念。在临床诊治中运用传统中医的理论与方法，内外、身心并治，以治疗骨伤科常见病、多发病中的难治病症为重点，做到中西医互补，综合治疗，形成了"整体为纲，注重局部；身心并治，疏导解郁；中西互补，民族特色疗法结合"的临床诊治特点。手法上传承韦氏脊柱整治手法，提出"借骨调筋，以筋带骨"的

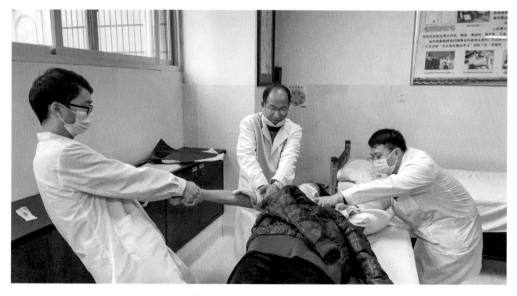

周红海为患者进行手法治疗

以人体生物力学平衡为核心的调骨手法，并糅合壮医经筋理论，创新性地提出了拔伸摇摆震骨术、四肢关节手法、找筋抓筋解结术等基于经筋系统与筋骨系统的整体手法调节体系。在骨关节病中力倡针药并用，提出"关节针法、通经活络针法、督衔接针法、透刺短刺针法、调神针法"五大骨伤科针刺疗法。小针刀疗法独用浅行针刀松解术、点状针刀松解术。中药内服独用"三参汤"，并创立中医药结合地区民族医药的骨伤科外治力药——壮医火路散。

此外，周红海在诊治许多看似内科的脊柱相关疾病时，也有着深厚的经验。脊柱相关疾病，是脊柱病变、紊乱引起的人体内脏的紊乱，有头晕、头痛、失眠、胸闷、月经不调、大小便不正常等 100 多种症状。这些年，周红海接诊过不少此类患者。

早在 2001 年，周红海就接诊了一名来自横县（今横州市）的患者。该患者平时做木工活，经常感到心慌，伴有头晕，脖子和背疼痛不已，患者以为是劳累过度引起的身体不适，找内科医生开药吃后症状仍不得缓解，到医院做心电图检查也无异样。最后该患者找到了周红海，通过身体检查才找到了病因，患者正是由于长期做木匠工作出现下段颈椎、胸椎不正。周红海通过三次手法整正，调理恢复了患者的颈椎和胸椎，患者的心慌、头晕和身体疼痛症状消失。"我怎么也想不到这些症状也会是由骨科方面的疾病引起的。"患者高兴地说道。

周红海发现，近年来，许多长期伏案、运用上肢重复进行相同劳动的上班族也像这位患者一样，由于颈椎问题导致头晕头胀、头痛、失眠等症状，而仅仅从内科方面找不到病因，通过 X 光检查才发现是椎体不正刺激相应的脊髓神经而引起的，通过纠正错位的脊柱椎体就能缓解症状。

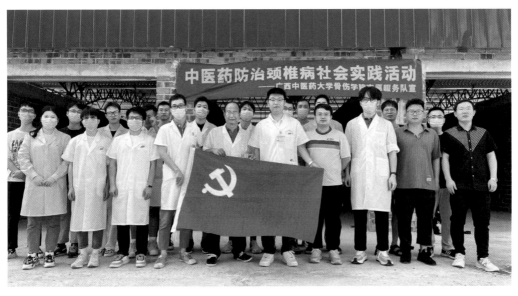

周红海带领广西中医药大学骨伤学院志愿服务队开展中医药防治颈椎病社会实践活动

"每次出诊我都会接诊数名此类患者，以上班伏案族为多。"周红海担忧地表示，许多上班族长时间对着电脑，姿势不对或保持一种姿势不活动，这样很容易引起颈椎、胸椎、腰椎问题，因此工作一个小时后就需活动一下身体，预防颈椎病、腰椎病。"如果脊柱椎体已出现紊乱，需及时检查治疗，以防脊髓发出的神经受到长时间的影响，进而影响内脏，使病情严重化。"

## 守正创新，多措并举促骨伤传承

2021 年 5 月，经广西壮族自治区中医药管理局批准，周红海广西名中医传承工作室在广西中医药大学第一附属医院仁爱分院正式挂牌成立。

在周红海的带领下，工作室致力于中医骨伤科的传承与发展，成立后首先确立了"守正创新，大医传承"的建设理念，在实际工作中以"重经典、重实践、重创新"为导向，以研究和治疗骨伤科常见病、多发病中的难治病症为重点。

周红海带领团队坚持中医经典理论，发扬中医药特色和优势，继承整理周红海的学术经验和技术专长；突出培养创新精神和实践能力兼备的高级中医骨伤科人才；造就一支名中医学术和临床经验采集保存、挖掘研究、交流推广的中医骨伤科队伍；开展中医骨伤科诊疗技术和中医文化宣传推广工作，弘扬中医学术和文化。另外，工作室完善了相应的负责人职责、人员架构、工作方法和制度、日常管理制度、资料收集整理制度等制度建设。

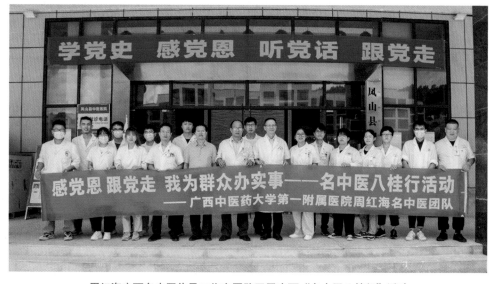

周红海广西名中医传承工作室团队开展广西"名中医八桂行"活动

经过 2 年的建设，工作室团队现有成员 23 人，其中博士研究生 5 人、硕士研究生 17 人，主要开展学术经验传承、传承团队建设、科学研究三方面工作。

工作室成员认真按照要求，通过系统收集周红海的临床诊疗资料，包括跟师学习记录、疑难病例讨论记录、影像资料、临床医案等，如周红海工作室建室前的医 / 验案 100 篇，周红海的教案、讲稿、文稿、书稿等 30 篇，对周红海的临床经验、学术思想、学术理论进行了细致的总结和提炼。每月围绕名中医专家的学术思想经验开展形式多样的学术交流活动，如交流研讨、病案讨论、医案评价等。

工作室重点对颈椎病，颈、腰椎间盘突出症，腰椎管狭窄症，肩关节疾患，胸椎小关节紊乱症，骨盆倾斜症，膝骨关节炎 7 个病种进行研究型继承，以提高这 7 个病种的临床疗效为目的，开展了基础、临床等研究，形成以上 7 个优势病种诊疗方案。这些诊疗方案在院内相关疾病的治疗中取得了很好的疗效。

在认真总结名中医周红海的临床经验和学术思想的同时，工作室成员还积极开展各项研究工作，建设期内承担省部级课题 1 项，厅局级课题 2 项，广西中医药大学课题 2 项；团队成员共发表相关学术论文 10 篇，其中 1 篇被 SCI 收录；作为第一主编编写全国中医药行业高等教育"十四五"规划教材《中医筋伤学》《骨伤生物力学》及教材配套书籍《中医筋伤学习题集》，作为副主编编撰《中医正脊学》，编著《国医名师骨伤科诊治绝技》及《岭南名中医治疗疑难病临证医案剖析系列丛书——心血管疾病》2 部著作。

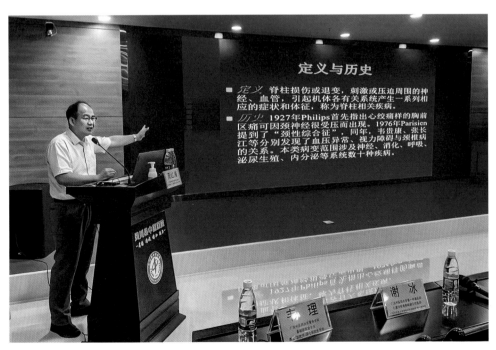

周红海在基层医院作"常见脊柱相关疾病"讲座

目前，工作室正在整理、收集周红海名中医医案、诊疗技术等相关资料，建立电子版资料库；编撰《周红海名中医临证经验录》；筹备国家中医骨伤科运动医学协会广西分会成立事宜及中医骨伤科运动医学年会；计划撰写脊髓型颈椎病诊疗标准；重点培养 3 名副高级技术职称以上和 3 名中级技术职称中医人员，接收并培养 10 名进修、研修人员。

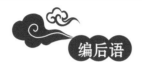

**编后语**

　　长期以来，周红海带领工作室致力于做好中医骨伤科传承工作，注重人才梯队建设，仅继承人的跟师笔记便有 200 次，继承人整理总结的医 / 验案有 120 篇，继承人的读书临证心得有 50 篇，培养了众多优秀中医人才，实现了在学术水平、诊疗技术、中医人才培养、科研水平等全面协调发展。

# 行进在"男科大道"的送子名医
# 为不育患者点亮"生"路

宾彬（1964— ），男，汉族，广西平南人。主任医师，二级教授，广西名中医。广西中医药大学第一附属医院男科主任。兼任中国中西医结合学会男科专委会副主任委员等。擅长对不育症、性功能障碍、前列腺疾病、生殖道炎症等疾病的治疗。经验方强精煎（参杞强精煎）系列研究课题已获得国家自然科学基金资助项目 5 项，其他各级科研课题 10 多项，在各级刊物上发表学术论文 100 多篇，主编和参编医学著作 20 多部，承办和协办全国、全区学术大会 20 多次。

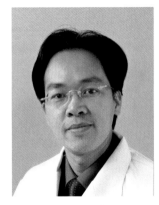

领衔专家：宾彬

走进宾彬的办公室，便能看到墙上挂着一块写着"送子名医，杏林春暖"的牌匾，办公桌上摆放着一双小巧玲珑又十分精致的烤漆工艺鞋纪念品……从医 30 多年，宾彬接诊的不育男性患者不计其数，治疗各种男科疾病均取得满意疗效。求嗣梦圆后的许多患者给宾彬送来各式各样的锦旗或纪念品，以此表达对宾彬的感谢之意。

"如果一开始就找到宾主任，我也许就可以提前几年当爹了。"黑龙江的陆先生如是说道，他曾几经周折才找到宾彬，经宾彬治疗后成功当上了爸爸，心中庆幸之余又充满了感激。

医道传承

## 立志行医，潜精研思解决不育难题

出生于广西平南县一个小山村的宾彬，小时候每有感冒、咳嗽等小病痛时，母亲便到田间路边采些中草药来治疗，这让宾彬自幼便感受到了中医药的神奇，年少时便时不时翻阅父亲珍藏的《汤头歌诀白话解》《濒湖脉学》《伤寒杂病论》等医药著作，渐渐对中医药学产生了浓厚的兴趣。

高考那年，填报高考志愿时，从重点大学到中专学校志愿，宾彬全部志愿都选择医学院校，立志要做一名好医生。1983 年，宾彬顺利考入广西中医学院医疗系，1988 年 7 月毕业后进入广西中医学院第一附属医院工作至今。

30 多年来，宾彬见证了广西中医药大学第一附属医院不断发展壮大的历程，学科建设不断增强，一些新的学科从无到有、从弱到强。

20 世纪 90 年代初期，宾彬即开展男科门诊工作。为了让男性疾病患者得到专业、科学的诊疗，宾彬先后多次到北京、上海参加男科学的培训班，边干边学。1998 年，宾彬去到江苏南京，师从当代著名中医男科专家徐福松教授，专门进修中医男科学，进修回来即筹备创建男科。1999 年初，在医院领导的支持下，男科正式成立，宾彬担任男科主任至今。2007 年，宾彬创办广西中医药学会男科分会并任第一、第二届主任委员。

为探寻出一条解决男性不育难题之路，多年来，宾彬带领男科团队对男性不育开展了深入的探讨和研究。研究发现，临床男性不育患者大多数表现为少弱精子症、畸形精子症、顶体酶活性低下、精子 DNA 碎片指数过高。而对男性精子质量严重低

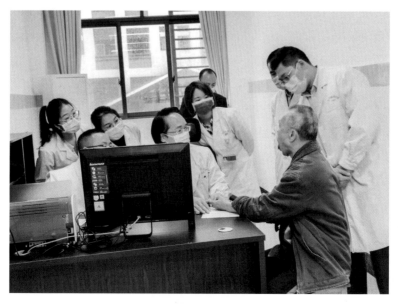

宾彬在基层医院带教

下所致的不育症，即使通过人工辅助生殖技术促进妊娠，但如果不提高精子质量，成功率就很低。

根据多年临床经验，宾彬认为"脾肾两虚，兼有湿热瘀毒"是现代大多数男性精子异常性不育的基本病机，要提高精子质量，必须脾肾并重、气血并调方能取得较好效果。

在他的带领下，男科团队精选多种纯正中药配伍制成参杞强精丸／颗粒，配合运用先进的现代化检测技术与独特的中医学理念，辨证、辨病、辨精多维结合，对少精子症、弱精子症进行治疗，获得了 5 项国家自然科学基金课题立项资助，其本人主持完成其中 3 项研究。

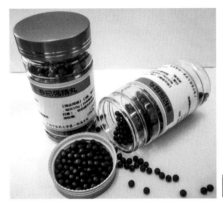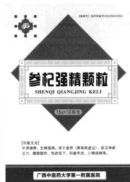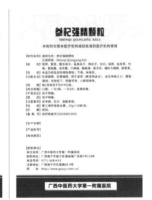

参杞强精颗粒

多年的临床应用表明，参杞强精丸／颗粒具有增加精子数量、提高精子活力、改善精子形态和精子顶体酶活性、改善精子 DNA 完整性等作用。研究结果显示，强精丸／颗粒具有抗氧化作用，抗生精细胞凋亡，抗超微结构损伤，调控腺苷酸环化酶和磷酸二酯酶，调控 c-kit、CFTR、mTOR 蛋白表达等多重作用，能使 90% 以上的少弱精子症患者恢复自然生育能力。

参杞强精丸／颗粒确切的疗效造福了众多不育症患者，这使得广西中医药大学第一附属医院在中医药治疗少弱精子症实验研究方面达到国内领先水平，研究成果获 2022 年度中国中西医结合学会科学技术奖。

同时，在宾彬的辛勤浇灌下，男科也在不断壮大发展，医疗、科研水平持续提高，医疗服务管理成绩优秀，多次获得医院授予"医疗服务质量优秀科室"荣誉称号，获得中国中西医结合学会男科专业委员会授予"中国中西医结合男科临床培训基地"荣誉称号、中华医学会男科分会男科专业委员会授予的"规范化诊治培训先进单位"荣誉称号。

宾彬也多次被评为广西中医药大学先进工作者，获得嘉奖和记功，并荣获医院

"十佳医师"和"广西优秀青年中医"荣誉称号。2018 年,宾彬获"广西名中医"称号,2023 年荣登"金扁鹊中医百强榜"。

## 圆"当爹梦",为不育家庭敲开幸福门

30 多年临床实践中,宾彬从理论到实践中西医并重,结合广西特有的壮族、瑶族等少数民族医药经验,在应用中医、中西医结合诊治不育症、性功能障碍、前列腺疾病、尿道炎、附睾睾丸炎等男性疾病和虚损性疾病、亚健康调理方面形成了独特的见解和丰富的诊疗经验,尤其擅长中医药治疗不育症。

宾彬表示,受环境、饮食、生活方式等多种因素的影响,目前在国内不育患者很多,约有 15% 的夫妇婚后饱受不孕不育症的困扰,其中 50% 以上与男方有关。他接诊的男性患者许多正是不育症患者,玉林的岳先生就是其中之一,那块墙上的"送子名医,杏林春暖"牌匾正是岳先生送的。

岳先生和妻子结婚后积极备孕,但由于岳先生精子顶体酶活性低下,婚后几年妻子的肚子始终毫无动静。为此他辗转区内多家大医院求医,然而 4 年过去仍毫无起色,夫妻俩心急如焚。2012 年 7 月,在朋友的介绍下,岳先生和妻子来到广西中医药大学第一附属医院男科就诊。宾彬采用经验方中药强精煎加味为他做了治疗。服药 3 个月后,岳先生的妻子就怀上了宝宝。

与岳先生相比,南宁的贺先生所受的煎熬更长。由于患有严重的弱精子症,贺先生与妻子结婚 9 年没有生育。直到 2009 年 10 月找到宾彬,才翻开他人生新的篇章。仅仅经过 5 个月的治疗,贺先生的前列腺疾病就得到较理想的改善,精子活力

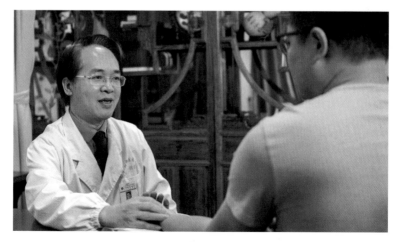

宾彬为患者看诊

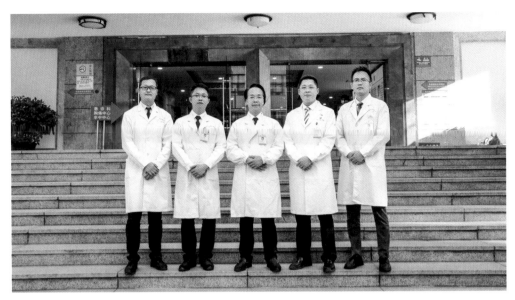

宾彬广西名中医传承工作室团队合影

也有了很大的提高。次年妻子生下一个可爱的小宝宝。此时的贺先生已 39 岁。多年后的今天，回顾当年的茫茫求医路，贺先生仍时有感慨："有孩子才有未来！是宾主任让我的人生没有缺憾。"

近年来，区内外许多不育症患者经过宾彬的治疗喜获宝宝的消息频传，来找宾彬看病的人越来越多。不少人是跨省而来，近的有湖南、湖北、贵州、广东，远的有上海、黑龙江等，各种男科疾病都有，以不育占多数，甚至一些国外患者也闻讯前来求医。

宾彬办公桌上那对烤漆工艺鞋纪念品，就是一对荷兰夫妇送的。这对夫妇结婚多年没有孕育，男方精子很少、活力低，在本国医治无效后经亲戚介绍，特地从荷兰过来找宾彬医治。经服用中药治疗，仅 1 个月男方精子质量就明显提高，不到 3 个月精子质量就恢复正常，后来因妻子排卵障碍再次到南宁来求医时，这对荷兰夫妇给宾彬送来了这双工艺鞋致谢。"宾彬医生真是厉害，中医真神奇！"

中医注重传承。2021 年，宾彬广西名中医传承工作室在广西壮族自治区中医药管理局支持下推进建设，工作室以宾彬为领衔专家、王德胜副主任医师为负责人。工作室以"脾肾两虚兼湿热瘀毒虫"理论为指导治疗男性不育症；以"脾虚为本、湿浊为标、瘀热互结、肝郁肾虚"等独特理论诊治慢性前列腺炎、性功能障碍等男科疾病；倡导"男子之阳，以通为用"等独特学说，中西医汇通，并与壮瑶医药融合。

工作室致力于系统研究和传承宾彬名中医的学术思想、技术专长，推进工作室团队的理论体系构建和核心技术的整理、研发及临床推广应用，逐步形成工作室团队的具有中医药传承特色的临床有效方法和医、教、研创新模式。

## 杏林春暖，想患者之所想医德为上

进入宾彬在一家网站注册的个人网页和论坛，"认真负责""态度严谨""和蔼可亲"等词语在网友留言帖中频频出现。一些患者盛赞宾彬是"见过的最有责任心的大夫""少有的好医生"。

"宾主任的心里总是装着患者，想患者之所想，急患者之所急。"陈先生说，有一次他到医院复查时恰逢周六，检查结果要下午才出来。按出诊安排，宾彬原本是上午出诊下午休息，但得知陈先生从外地来以后，宾彬让陈先生下午拿到复查结果后去诊室找他。"为了让我少在旅馆住两晚，宾主任牺牲了自己的休息时间，这么好的医生，我真的是第一次遇上。"陈先生感动地说。

实际上，像这样的情况就是宾彬的日常。有时宾彬到外地出差，有外地患者到医院后没见着他，就给宾彬打电话。宾彬往往会尽力连夜飞回南宁，以便第二天一早患者能看上病。例如，有一次飞机因天气原因延误，宾彬早晨天亮时才回到家，顾不上休息，简单洗漱之后，宾彬匆忙赶往医院出诊。

"男科疾病多数是慢性病，不必这么着急。"有人对宾彬说道。对此，宾彬表示："外人无法理解不育患者心中的焦虑，早一点知道诊疗结果和下一步的治疗方案，对他们来说，不只是节省时间和金钱那么简单，还能减轻他们的心理压力，早一些为他们带来希望。"

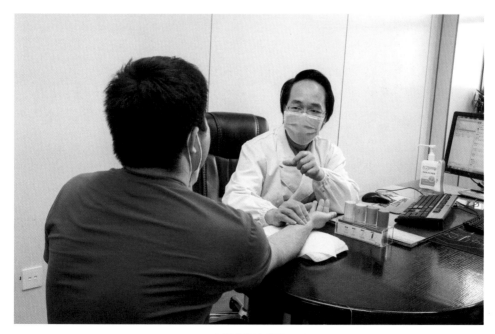

宾彬在细心看诊

为了给更多的患者答疑解惑，宾彬利用个人休息时间，通过网络、微信、电话等多种方式与患者交流，及时解答疑问。患者对他的疗效满意度和态度满意度评价都极高。

为减少外地患者的往返时间和经济开支，每次初诊确诊后，宾彬都是让患者把药带回去服用，其后的效果如何，是否需要调整配方以及复查结果，则可以通过网上远程复诊随访来完成。

除了为患者诊病，宾彬还常搜集一些相关的科普文章发给患者，从药物、心理、生理、精神等方面普及健康科学知识。而这些他都是利用晚上和节假日休息时间来完成。"受传统观念的影响，在男性健康方面存在的误区实在是太多了，我多做些宣教，就能让多一些患者少走弯路。"宾彬如是说道。

有的患者所带资金不足，为了减少患者路途奔波，宾彬还为患者垫支部分药费。处方用药时在确保治疗效果的同时，少用贵重药，以减少患者开支。"为患者解除病痛是医生最大的心愿，我只是做了一名医生该做的事情。""作为医生，一定要首先把良知列于第一位，反对以利益为导向的诊疗模式。因为在利益的诱导下，医生很难从医学、科学的角度来做出最合理的治疗。"宾彬说道。

作为一名有着30多年一线临床经验的导师，宾彬将为民服务的初心与精益求精

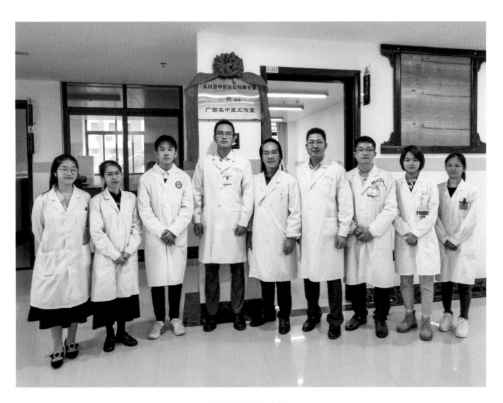

宾彬与学生合影

医道传承

的精神传承给学生。宾彬先后培养了区内外男科专业人员 100 多名，国内、国外研究生 20 多名。在他的熏陶下，这些学生走上工作岗位后，不仅医学知识扎实，在服务理念、待人接物、为人处世等方面都表现不错，深受用人单位和患者的赞赏。

"宾教授就是我的学习榜样，尽心尽力把事情做好，正当合理的收益自然会有的。"宾彬的学生小王说。

编后语

30 多年来，宾彬始终秉持大医精诚、与时俱进的精神态度，在"男科大道"上不断创新，为众多患者打开幸福的大门。

"孕育是非常复杂的过程，不孕不育的治疗是医学界的一道难题，尽管它不像其他疾病那样会给人身体上带来痛苦，但是对人精神上的折磨却是巨大的，甚至会影响家庭和睦。""我所做的，就是用自己掌握的医学知识，努力帮助男同胞们实现'父亲梦'，避免他们的家庭因为不孕不育而离散。"宾彬说道。